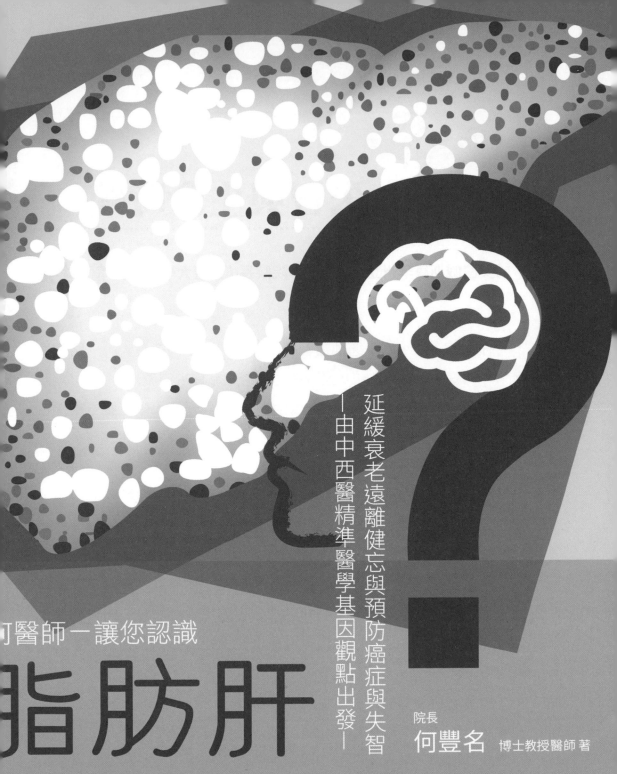

延緩衰老遠離健忘與預防癌症與失智
——由中西醫精準醫學基因觀點出發—

何醫師一讓您認識

指肪肝

會肝癌、失智嗎

院長
何豐名 博士教授醫師 著

脂肪肝、失智與生命時鐘

前美國威斯康辛州立大學工學學院院長 / 元智大學前校長 詹世弘

在我的人生，很幸運地在不同旅程中遇到不同的貴人，一路相助迄今。何院長是其中一位，是我在健康老化旅程中的貴人。

早在他當省立桃園醫院院長時，即積極支持與元智大學之雙方產學合作，並親臨多次演講。演講內容並非一般的醫學常識，而是他多年先進的醫學研究成果。為協助高齡化社會裡之眾多中老年人，他研究如何延緩衰老、遠離健忘與預防失智，以達健康老化、減輕家庭負擔及社會成本。這是繼上次出版的「不失記憶的藏庫密碼」暢銷書後的第二本傑作。

本書已深入簡出方式，針對諸多上班及退休族群，普遍不幸患有卻欠缺了解的「脂肪肝」文明病，細述它如何會引起可怕的失智症，如何可預防保健、以及提供精準醫療檢測與治療方向。我對後者尤感興趣。

所謂的精準醫療檢測是含以基因檢測「端粒」長度，評估老化與生理年齡。而精準治療方向是藉由中西雞尾酒療法，誘使自己體內之幹細胞，增加其數目及增強其活性，予以修補受傷細胞和組織器官，甚至於可能增長或延緩縮短「端粒」之長度，以達細胞和組織器官的

年輕化。

何謂「端粒」？這端粒 (telomere) 名稱我是第一次是從何院長處聽到。雖然他事後也多次解釋，我還是半知不解。但是看到他談及「它」來，興奮無比，必有原因。

原來端粒是何其重要！它的長度，決定我們受命之長短，是暗藏體內的生命時鐘。這個神祕的生物鐘，它的功能及製造端粒的端粒酶 (telomerase) 被三位美國科學家 (Elizabeth Blackburn，Carol Greider, 及 Jack Szostak) 發現，而得到諾貝爾獎。

人體有幾兆細胞，構成各器官與組織。細胞內的染色體是決定生老病死的遺傳物質。「端粒」接在染色體兩端，"保護"染色體的完整性。每當細胞分裂一次製造新細胞，端粒即縮短一次。端粒之長短，控制細胞可分裂次數及其生命週期。越長，細胞可分裂次數的潛力越多，活力越強。反之則越短，可分裂次數亦越少，細胞邁向老化死亡。這大有助於解開人類衰老的謎團。世界僅少數國家能檢測端粒長度，台灣均委託美國檢測。何院長是細胞專家，據我所知，近年已研發出國內少數能做端粒長短之檢測的專家。

內人之肺動脈高壓症 (腹部之高血壓症，呼吸短促)，多年來覓訪國內外名醫，做無數次的照射及診斷，且屢換藥物，還是每況愈下，終究被歸類為老化所至。但經何院長之機尾酒法調治，今春再度前往美國做例行追蹤之胸腔體檢，驗證不僅未再惡化，反而有所改善，令她國外醫師頗為驚奇。如本書所述，它可能是歸功于活化肺部細胞、再生新細胞及新細胞較有彈性等有利因素，很幸運的，走路呼吸短促症狀終獲改善。受益之餘，順此分享延緩衰老之經驗，也盼本書有助讀者延年益壽，且能享受健康之生活品質。

脂肪肝重要嗎？

國家講座教授及台灣科技大學教授 **賴君義**

　　何豐名醫師 / 教授懸壺濟世之餘，也致力於學術研究，加入余所創立的中原大學薄膜研究中心，多年來一同在結合醫學與薄膜工程的領域上，相互砥礪成長。近年來，何醫師結合中、西醫的背景和專業，致力於預防醫學以及老化延遲的研究和實踐，同時照護了有疾者和造福了健康的人。更為難得的是，這樣繁忙的何醫師，還念念不忘提供知的機會給更多的民眾，繼第一本書 -「不失記憶的藏庫密碼」後，再付梓「脂肪肝會肝癌、失智嗎 ??」一書，再次就老化失智此一困擾現代人的問題，分享他的心得與建議。

　　依據何醫師的研究，「脂肪肝」這一常見的文明病，竟會影響老化和失智，無疑地，這和一般人的認知有段差距，也更顯出這本書在醫療保健方面的參考價值和可讀性。脂肪肝影響老化失智的過程複雜而牽涉到生物和分子醫學的專業，何醫師透過解析這些機理，淺顯易懂地說明脂肪肝如何造成組織器官的傷害、影響如三高 (高血壓、高血糖、高血脂) 等一些疾病的發生、以及與老化失智的關聯等。更重

要地，書中也提醒讀者加強運動保健以改善脂肪肝或其他誘發因子進而延緩老化失智的方法，並進一步提供一些中西醫藥的保健論述以及結合中西醫學理的雞尾酒療法等，給讀者參考。關於誘導體內休眠幹細胞的活化，利用幹細胞自身的轉移效能到身體受傷害的地方予以修補，而達到延緩衰老及保健目的的觀念，相當值得參考與留心。此外，何醫師也提供了一些有關慢性病和老化失智精準醫學相關基因檢測的科學新知，例如 mRNA、端粒 (telomere) 長短和粒線體的測定、以及阿茲海默症相關基因的測定 ApoE 等，也有助於讀者了解這些醫學新知和可能的應用。

這本書內容兼具實用與知識，適合民眾閱讀與吸收，藉此一隅稍添數語，也為感於何豐名醫師著書的仁心和初衷。

預防失智要先避免脂肪肝

前元智大學校長 / 清華講座教授 彭宗平

　　有一位教授朋友開車帶著失智的父親出遊，父親很感謝，告訴這位教授，他有一個年紀與他相仿的兒子，希望找個機會介紹他們彼此認識。也有另一位失智的媽媽，每次對著來幫她換洗衣物的女兒，說道：「小姐，謝謝妳！」

　　我們周圍是否經常會遇到類似的情況？失智的父母親認不得自己的子女，盡是稱呼他們為「先生」、「小姐」。

　　失智的「老人」在台灣社會已經是常見的現象。而當台灣已步入高齡社會後，失智人口還會繼續攀升，而且可能發生在任何一個人身上！

　　看完何豐名醫師的新著「脂肪肝會肝癌、失智嗎？」讓我們有了新的認識，原來失智不是老年人的專利。上班族每四人就可能有一人帶有脂肪肝，如果不注意，它可能進一步誘發胰島素阻抗與代謝症候群，後者包括肥胖與三高（高血壓、高血糖、高血脂），而進一步導致失智。脂肪肝也可能引發肝硬化與肝癌，可見脂肪肝實在不可輕忽。

雖然脂肪肝可能導致糖尿病、血管硬化與心血管阻塞等慢性病，但值得慶幸的是它是一種可逆的症狀，只要提早預防，或改變生活形態，脂肪肝是可以消除的。

脂肪肝的發生，主要與飲食習慣及缺乏運動有關。因此，何醫師在書中除了詳細闡釋脂肪肝如何誘發胰島素阻抗與代謝症候群，並導致失智的機理之外，也提出如何藉運動及飲食來預防脂肪肝。何醫師兼習中西醫，他特別從中醫的觀點，提出各種食物療法，來預防脂肪肝及其誘發的各項疾病。本書更提出老化失智的檢測及治療方向，特別是如何利用「精準醫學」來治療失智。

我在元智大學主持校務時，有幸認識當時擔任署立桃園醫院院長的何醫師。他在臨床上是術德兼備的名醫，而且非常執著於基礎醫學的研究。本於台大毒理學博士的訓練，他除了看診，其他時間幾乎都沉浸在實驗室，屢有發現。近年來更全力推動「精準醫學」的治療，利用其獨特的創見，治癒許多疑難雜症，造福病患，貢獻社會。在行醫與教學之餘，更將其經驗與心得，匯集成冊，傳播醫學新知。何醫師的努力與成就，令人敬佩。而喬為其多年好友，更感到與有榮焉，也藉此序文，分享其「立言」的喜悅。

在此，也要呼籲大家，重視脂肪肝可能衍生的各項疾病，調節飲食，注重運動，促進健康，享受幸福快樂的生活。

脂肪肝的影響

亞太呼吸睡眠整合協會理事長 / 豐群診所院長 何豐名

　　根據多年的臨床經驗，發現很多病人有脂肪肝，可是脂肪肝的出現代表什麼意義呢？將來會來什麼影響呢？其實所知不多，由於，目的研究發現，脂肪肝好像和失智的發生有關係。可是脂肪肝為何會引起失智？是個疑問！只知道在會給生活的今天，人們飲食習慣的改變，"速食"、"外食"居多，加上工作繁忙、運動及活動量減少，脂肪肝也應運而生。所以，脂肪肝是一種代謝性疾病，但它的發生卻伴隨而來的疾病卻是危險的，如肥胖、胰島素阻抗、三高等代謝症候群疾病，因這些疾病的併發症是可怕的，如中風、老化、失智等。慶幸的，脂肪肝的發生是可逆的，須提早發現才是，假如提早處理，才能避免罹患脂肪肝發生後的一連串後遺病症，也因此避免後期失智症的發生。

　　首先，人們必須先提早了解脂肪肝會造成失智的病由，而加以預防或及早給予較精準的 "中西雞尾酒療法"，那脂肪肝所造成的傷害應該可以降低，"達到認知－預防－勝於治療的目的"，家庭和社會成本的損失也會減少至最低程度。

所以，本書除提到脂肪肝的形成病因外，也提出如何演變成失智，最後再提出以基因檢測的方法和相關的治療方向，供大眾參考。

　　在此感謝我的老師們台大黃博昭教授、台大廖朝崧教授及台大壽理研究所蕭水銀教授、我的好友台大林琬琬教授、台大王主科教授、台大劉興華教授及台北醫學大學梁有志教授、鍾威昇醫師及其他幫助教導過我的長輩：連文彬教授、曾淵如教授、李源德教授、朱樹勳教授、李鴻基教授、陳明豐教授等，和多年來照顧與提攜的朋友們，最後感謝我的媽媽及內人，才有這一序列有關失智的書出版。

目錄

推薦序　4

作者自序　10

目錄　12

前言　17

第一章 脂肪肝會引起失智嗎？　18

一、什麼是脂肪肝？　20

二、脂肪肝引發失智　26

三、脂肪肝引發其他相關疾病　29

　　A. 脂肪肝與肝癌　29

　　B. 脂肪肝與腎臟病　31

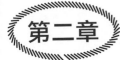 **第二章 脂肪肝引發代謝症候群** 32

脂肪肝誘發：胰島素阻抗與代謝症候群　33

　　A. 什麼是胰島素阻抗？─就是胰島素失靈了　33

　　B. 代謝症候群　35

第三章 代謝症候群引發老化失智 38

一、代謝症候群─肥胖─失智　40

為何肥胖與失智有關？　44

二、代謝症候群─三高（糖尿病、高血壓、高血脂）─引起失智　47

　　A. 糖尿病─失智　49

　　B. 高血壓─失智　52

　　C. 高血脂─失智　55

第四章 脂肪肝與代謝症候群的 日常飲食及運動保健 62

一、日常飲食保健　63

　　I. 脂肪肝飲食建議與警惕　63

　　II. 代謝症候群　66

　　　　A. 肥胖者飲食建議與警惕　67

　　　　B. 糖尿病患者飲食建議與警惕　67

　　　　C. 高血壓患者飲食建議與警惕　69

　　　　D. 高血脂患者飲食建議與警惕　70

　　III. 認識微量礦物質和時下保健食品對三高的影響　72

　　　　A. 比較有影響的微量礦物質　72

　　　　B. 維生素　74

　　　　C. 保健食品　75

二、日常運動保健　79

　　I. 運動改善老化、失智　79

　　II. 運動對脂肪肝的幫助？　81

　　III. 運動對三高的影響　82

　　　　A. 運動對糖尿病 - 血糖控制有什麼好處？　82

　　　　B. 運動對血壓的影響有多大？　85

　　　　C. 運動對血脂的影響好處多多？　89

IV. 規律運動對身體的整體反應及好處　90

V. 運動對端粒、粒線體、老化的影響　94

　　A. 運動對端粒的影響？　94

　　B. 運動對粒線體的影響？　95

第五章　脂肪肝與代謝症候群的中西醫藥物　96

一、西醫藥物治療　97

　　I. 目前用於治療脂肪肝藥物　97

　　II. 代謝症候群的藥物　98

　　　　A. 肥胖、減重相關藥物　98

　　　　B. 糖尿病藥物控制　99

　　　　C. 高血壓藥物控制　101

　　　　D. 高血脂藥物控制　103

二、脂肪肝、代謝症候群（三高）的中醫觀點與藥物治療　106

　　I. 脂肪肝中醫觀點　106

　　II. 代謝症候群的中醫觀點　108

　　　　A. 肥胖 -（代謝症候群）的中醫觀點與藥物治療　109

　　　　B. 糖尿病 -（代謝症候群，三高）的中醫觀點與藥物治療　110

　　　　C. 高血壓（代謝症候群，三高）的中醫觀點與藥物治療　112

D. 高血脂（代謝症候群，三高）的中醫觀點與藥物治療　113

第六章 提供目前相關老化失智檢測指標與治療　116

一、端粒長短測定 - 老化或癌症辨識　117

二、粒線體 DNA 的拷貝數量測定 - 細胞能量　120

三、阿茲海默症 - 失智症相關基因　122

四、中西結合精準醫療治療方向－自體幹細胞的誘導與修復　124

前言

．．．

　　脂肪肝會失智嗎？在高齡化社會的來臨，因壽命的延長，失智的發生率似乎也越來越多，當罹患失智症後，不僅個人受害，其家人也因醫療照顧而陷於困境，對整個社會和國家的經濟負擔也造成不小的影響，可能很難評估。然而在富裕生活的今天，人們生活飲食習性，似乎不太健康："速食、外食"，不然就應酬多、高熱量的飲食攝取也多，加上久坐辦公室、缺乏運動，隨之而來，過剩營養堆積，脂肪肝也隨之發生。

　　脂肪肝是一種慢性代謝性文明病—疾病的新貴。似乎很多上班族的社會人士，大多普遍帶有這個疾病，可能約 4 人就有 1 人存在脂肪肝，可是多數人對這種疾病的認識不清楚、也不在意，至於對這疾病所帶來的風險有多高？更不清楚。由於，脂肪肝的病程進展常伴隨著胰島素阻抗，肥胖、三高 (高血脂、糖尿病、高血壓) 代謝症候群等病徵的發生，而這些疾病的後期併發症卻和中風、老化、失智、退化性疾病的發生，脫不了關係；在加上，高齡社會的來臨，失智症發生機會也會因脂肪肝的發生與進展，相對性大大的提高，但由於脂肪肝的發生是可逆的，所以，提早預防脂肪肝的發生是重要的。

因此，本人認為這些疾病能夠提早透過傳統的預防方法 (尤其以運動為最重要) 或再加上現代的基因觀點療法，相信後期併發症—失智症的發生，就會自然降低。

第 *1* 章

脂肪肝會引起
失智嗎？

現代生活及科技愈來愈發達、人們追求生活卻愈來愈簡便，飲食的習性也隨之改變，四成民眾三餐大多以「速食、外食」為主，常常因"不忌口"，不知道什麼是有益健康的飲食，攝食高熱量的飲食，如便當、火鍋等，忽略平時飲食攝取對身體健康的影響等因素，因而形成中廣肥胖身材，導致加重身體負擔，最後造成身上許多的**文明病，其中之一「脂肪肝」，及為何脂肪肝會加速老化失智呢？**如下圖所示

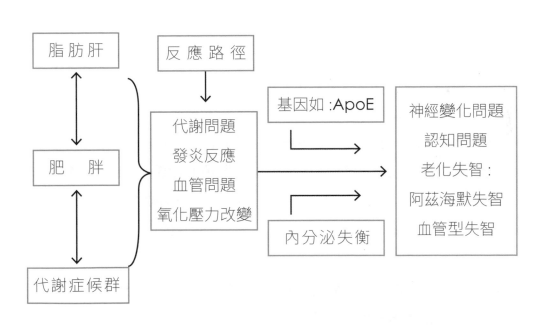

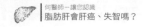

一、什麼是脂肪肝？

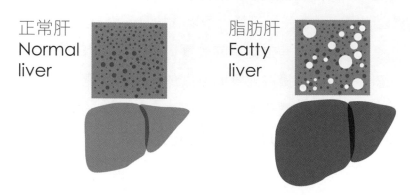

正常肝
Normal
liver

脂肪肝
Fatty
liver

圖一 . 正常肝臟與脂肪肝比較

　　脂肪肝（fatty liver disease，FLD），是一種可逆轉的病情。正常狀況下，肝臟重量約成人的 1-1.5 公斤左右，約為體重的 1/50，正常的肝臟約有 3 ～ 5%重量的脂肪。當血液帶進肝臟的脂肪酸太多，導致肝臟內的脂肪超過 10% 的含脂肪量，也就是肝裡面至少有 1/10 都是油 (主要是三酸甘油酯)，然後逐漸在肝細胞中堆積油泡，也就形成平常所泛稱的「肝包油」，這就是脂肪肝；在病理上，肝組織切片檢查超過 10% 以上的肝細胞有脂肪空泡堆積 (如圖一)，可更準確作為臨床上判斷脂肪肝的依據。一般輕度的脂肪肝不會有自覺症狀，少數患者可能有一些非特異性的症狀，如：出現疲倦、右上腹脹、全身無力、噁心、嘔吐、食慾下降、腹脹、肝腫大、上腹部有壓迫感。中度脂肪肝患者：開始出現食欲不振、疲倦乏力、噁心嘔吐、體重減輕、肝區或右上腹隱痛等症狀。重度脂肪肝患者：可能出現腹水和下肢水腫、電解質紊亂如低鈉、低鉀血症等病症。

在臨床上，脂肪肝的發生原因可分為兩大類：

1. 酒精性脂肪肝病：顧名思義就是因為喝酒過量所造成，長期喝酒會引起酒精性脂肪肝，若持續喝酒，酒精性脂肪肝會進展成酒精性肝病，包括：酒精性脂肪肝、酒精性肝炎、酒精性肝纖維化、酒精性肝硬化。一般要喝多少量的酒才會引起肝傷害？女性平均每天 20 克，男性平均每天 30 克酒精的量，足夠引起肝傷害。若以平常大家常喝的酒來估計，20 克酒精的量約相當於易開罐啤酒兩罐，或 120 C.C(毫升)（相當於兩杯）紅酒，或 90 C.C(毫升)（相當於一杯）高粱或威士忌等烈酒。研究表明，若對長期飲酒者以肝穿刺活檢，發現有 75% 至 95% 會有脂肪浸潤。每天飲酒超過 80 至 160 克者，酒精性脂肪肝的發病率會增加 5 至 25 倍。

男女性每日飲酒量參考表

酒精飲品	酒精濃度 (%，度)	男性		女性	
		每日飲用限量 (c.c)	限制杯數	每日飲用限量 (c.c)	限制杯數
高粱酒	58	約 60	0.30	約 40	0.20
威士忌 白蘭地	40-50	約 90	0.40	約 60	0.30
米酒	13-30	約 165	0.85	約 110	0.60
紅、白、葡萄酒	8-15	約 300	1.50	約 200	1.00
啤酒	3.5	約 1010	5.10	約 650	3.20

說明：每日飲酒參考量，男性酒精攝取量不超過 30 公克，女性不超過 20 公克

酒精計算公式：酒精量 (公克)= 酒精濃度 (%)* 飲料容量 (c.c)

2. 非酒精性脂肪肝病 (non-alcoholic fatty liver disease, NAFLD)：
疾病可依據組織學區分成「非酒精性脂肪肝」(nonalcoholic
fatty liver, NAFL) 及「非酒精性脂肪肝炎」(nonalcoholic
steatohepatitis, NASH)。非酒精性脂肪肝的定義為：有肝脂肪變性的
證據，但尚未有肝細胞損傷，未有肝功能 (GOT、GTP) 指數升高證據，
其演變成肝硬化或肝衰竭的危險性較低；而非酒精性脂肪肝炎的定義
則為：除了有肝脂肪變性，且已造成了肝細胞發炎損傷─肝功能指數
升高，可能進一步造成肝硬化或肝衰竭，少數人甚至可能演變成肝癌，
如圖示二。主因大多是後天性代謝疾病所引起，如：糖尿病、高血壓、
高血脂 (高三酸甘油酯)、肥胖、代謝症候群等，或是 B、C 型肝炎、
內分泌疾病；或由於服用藥物、營養過剩或嚴重營養不良及少數代謝
異常疾病等所導致，其機轉不外乎由於粒線體影響脂肪酸氧化代謝功
能不良及內生性脂肪酸合成增加等因素，進而造成肝臟的傷害。

　　然而，在非酒精性脂肪肝族群中，約有 10% 是發生非酒精性脂肪
肝炎─簡稱脂肪肝炎，代表非酒精性脂肪肝中比較嚴重的一群病人，
需要做更詳細的鑑別診斷，需作肝臟切片檢查 (建議如果肝功能高於
正常值 5 倍做肝臟切片檢查) 幫忙。

圖二 . 肝臟到肝癌的變化

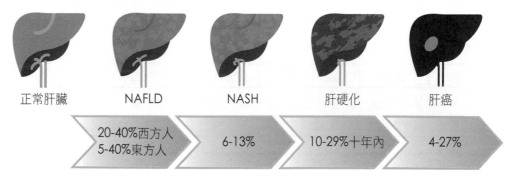

正常肝臟	NAFLD	NASH	肝硬化	肝癌
	20-40%西方人 5-40%東方人	6-13%	10-29%十年內	4-27%

脂肪肝診斷輔助方法：

　　由於單純初期的脂肪肝通常無症狀，肝細胞囤積過多脂肪，並未對肝臟造成損傷，肝功能亦正常，大多數病人都無自覺，但卻可用以下工具作輔助診斷：

1. 腹部超音波：是現今診斷脂肪肝最安全準確的工具，其準確性高達95%~97%，而診斷所用之標準包括：肝實質與右腎皮質間亮度對比，肝門脈、肝靜脈、及膽囊壁個別被遮掩之程度，深部肝組織衰減之程度等。

2. 抽血檢驗肝功能：對於脂肪肝的診斷用途不大。一般而言，脂肪肝患者之血清 GOT/GPT 數值可能正常，即使升高通常在上限值之二至三倍以內，很少會超過五倍。若欲分辨酒精性或非酒精性脂肪肝，則可參考血清 γ- GT 的數值；酒精性患者其 γ- GT 值會異常生高，遠超過血清鹼性磷酸酶 (alkaline phosphatase, ALP) 數值之上升幅度。

3. 肝臟穿刺檢查：是具侵襲性之檢查，為確立脂肪肝診斷之最佳工具。

　　由於一般脂肪肝不易察覺，許多病人是在一般健康檢查時，才被發現肝功能有些微異常，或從腹部超音波等影像儀器檢查中，得知有脂肪肝的現象，才注意到非酒精性脂肪肝病的存在；有時，在抽血檢查時肝功能會有略高現象（GOT 和 GPT 會輕度上升），此時會誤以為有肝炎，其實這是脂肪肝的表現，並不是由其他病毒性肝病所引起。根據統計，接受身體健康檢查的民眾中，約 3 成左右的人會發現有脂肪肝的狀況，而 20% 的病人，有肝功能異常。其發生的年齡層，從年輕到中年是逐漸增加的，而在 50-60 歲的族群中，會逐漸降低，呈現倒 U 字型的分布。總括而論，一般的脂肪肝大都屬於良性可回復性的疾病，較不會引起肝硬化或肝癌，但若長期酗酒引起的脂肪肝，則會使肝臟

受損，最後仍可能肝硬化、肝衰竭。若是體型肥胖、BMI 超過 25-30
者，大約一半發現脂肪肝的現象，若超過 30 者，脂肪肝的發生率可達
85%，若體重過重者能減少體重 5% 左右，異常的血中肝功能 (GOT、
GPT) 檢測值，應可慢慢回復正常。但少數體重較輕者，也會有脂肪肝
的問題，這與遺傳，先天代謝脂肪能力較不足有關。至於素食者，一
般認為不會造成脂肪肝，但因吃素主要因為豆製品很油膩或精緻加工，
加上了大量的碳水化合物攝取，但是，長期由於蛋白質量攝取較少，
以至於體內脂蛋白量不足，所以沒有辦法將肝臟內多餘脂肪運出體外，
長期下來會使脂質代謝異常，進而囤積肝臟形成脂肪肝。

　　雖然過去，脂肪肝一直被認為是沒有傷害或重要性不高的臨床
表徵。近年來，卻有許多相關研究指出脂肪肝病變與代謝症候群 (高
血壓、糖尿病、高血脂及肥胖等) 是有密切關係：血糖控制不良的
病患或胰島素耐受不良，容易因肥胖而起，最後引發糖尿病；約有
50%~80%，帶有脂肪肝病患，約在 3 年左右，會有 1.6 倍比正常沒有
脂肪肝的病人會有機會發展成糖尿病。另外 32% 的高血脂患者中，也
都帶有脂肪肝，然而，這些病徵都與失智有重大的關聯性。其實，大
多數的糖尿病患者帶有脂肪肝的情況下，在血糖控制良好後，肝臟內
的脂肪浸潤現象可能會逐漸減輕或消失。另外，發現在脂肪肝合併有
代謝症候群患者，產生動脈硬化發生的機會較一般人高。並且由統計
資料也指出，脂肪肝患者罹患心血管疾病的發生風險為一般人的 1.5
倍，如：心肌梗塞、腦中風等的發生，進而會直接或間接破壞腦細胞，
甚至合併血管型失智的發生，或合併神經退化性疾病—阿茲海默症的
發生。然而，這些結果雖不是脂肪肝直接造成的，而脂肪肝的發生，
已是一種警惕，值得注意。

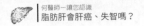

以下提供影響脂肪肝的相關基因：IRGM 、BTG1、AMPK、UGT1A1、PNPLA3 等。

其他形成脂肪肝症型：

1. 肥胖性脂肪肝。

2. 營養不良性脂肪肝。

3. 糖尿病脂肪肝。

4. 藥物性脂肪肝。

5. 減肥型脂肪肝。

6. 其他疾病引起的脂肪肝。

二、脂肪肝引發失智

為何脂肪肝這種代謝疾病會與失智的發生有關呢？

研究發現年紀小於 60 歲具非酒精性脂肪肝病 (NAFLD) 患者，比同年齡無 NAFLD 的患者，其腦容量老化減少了 7.5 年；60 至 70 歲的年齡中，具 NAFLD 的患者其腦容量比相對年齡無 NAFLD 老化減少了 4.2 年。由於腦部的變化，不管直接或間接的影響，均會造成失智。

這可由多方面來說，如下：

1. 發炎激素所致，因脂肪肝是一種慢性發炎反應疾病，會造成許多發炎激素的上升，如 TNF-a、IL-6、CRP、PAI-1 等激素蛋白的改變，在腦中也會有 IL-1β、IL-17 激素的改變。

2. 脂肪代謝問題：如 LRP1 或 ApoE 受體它是存在肝細胞、神經細胞、血管平滑肌細胞上，具有清除類澱粉蛋白的能力－由於類澱粉蛋白在腦細胞的沉積，認為會和失智，認知失能－阿茲海默症的發生有關，一旦以上這些受體出問題，體內類澱粉蛋白的清除就發生問題，接著就容易導致失智。

3. 營養學的觀點，由於脂肪肝、肝細胞受傷，容易造成營養代謝上的問題，如：葉酸 (folic acid)、維生素 B12 的缺乏或造成同胱胺酸 (homocysteine) 上升，這些發生均與神經退化性疾病的發生有關，另外也會影響肝臟合成 DHA 脂肪酸的減少，也是屬於一種 n-3 系列多不飽和脂肪酸 (poly-Unsatarated Fatty Acid; PUFA) 的減少，(Omega-3 是 DHA 的前趨物)，因 DHA 不足容易造成腦萎縮，進而發生失智 (DHA 的介紹可參考作者出版－**不失記憶的藏庫密碼**一書)。

4. 腸腦軸線因素（如下圖說明）—

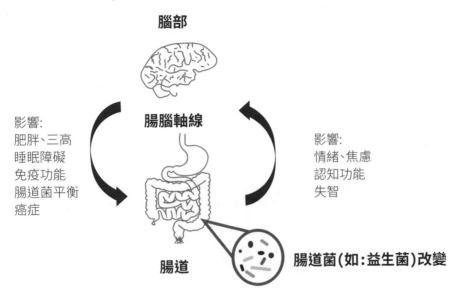

腦部

腸腦軸線

影響:
肥胖、三高
睡眠障礙
免疫功能
腸道菌平衡
癌症

影響:
情緒、焦慮
認知功能
失智

腸道

腸道菌(如:益生菌)改變

　　腸腦軸線是兩個器官雙向的互相溝通，它們在神經、內分泌、免疫系統上也是相互影響的，近年來科學家在由下（腸道）而上（腦部）的關係上，發現營養的吸收，會改變正常腸道菌的分佈，影響了大腦的認知及情緒上表現的功能，而大腦也會反過來影響腸胃道環境的改變，因而影響了腸道菌落的分佈，已知營養過剩的飲食會造成肥胖，而肥胖的發生卻引發體內的慢性輕度發炎反應，此反應容易造成心血管疾病、糖尿病或其他疾病的發生，由於此慢性發炎也會慢延至腦部，影響了腦部認知功能的改變，如：失智、阿茲海默症等的發生。此等現象的發生，研究發現主要由於腸道菌的改變或失衡，造成短鏈脂肪酸的產出減少，防止發炎反應的效果下降；因此腸道軸線的影響與菌落的改變，這可能與脂防肝、糖尿病、代謝症候群等疾病的發生有關，這也與失智、阿茲海默症的發生有極大的關聯性。

5. 血管問題，由於脂肪肝，易發生於肥胖、糖尿病患者身上，會影響自由基產生增加及發炎因子的分泌增多，所以容易造成血管受損，血液循環受影響，導致腦中養分和氧氣也因而供應不足，故易發生失智。由於這些影響因素的產生，均由於人們生活及飲食的習性的改變，促使許多代謝問題，如：脂肪肝、代謝症候群 (肥胖、三高)，及慢性退化性神經病變，如：失智的發生，所以需特別重視 (如圖三說明)。

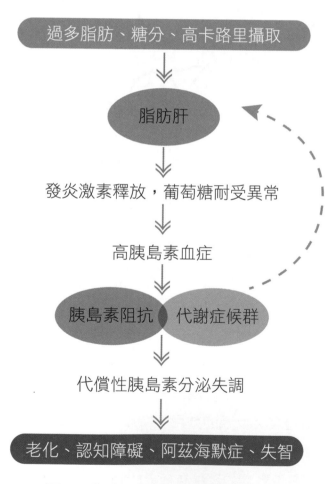

圖三 . 脂肪肝造成失智的機轉

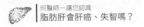

三、脂肪肝引發其他相關疾病

A. 脂肪肝與肝癌

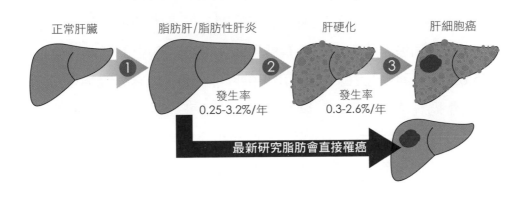

傳統研究罹患肝癌三部曲

正常肝臟　　脂肪肝/脂肪性肝炎　　肝硬化　　肝細胞癌

發生率
0.25-3.2%/年

發生率
0.3-2.6%/年

最新研究脂肪會直接罹癌

　　美國梅約醫學中心指出，沒有飲酒習性的非酒精性脂肪肝病的患者，絕大部份是單純的脂肪肝，對肝臟機能損傷並不大。但要小心的是，有少數非酒精性脂肪肝病患者的肝功能指數（SGOT、SGPT）卻異常升高，稱為非酒精性脂肪肝炎。此種脂肪肝炎有可能進展為肝硬化、肝衰竭、肝癌等嚴重肝疾病；一般脂肪肝患者，若肝功能呈現正常，較不會轉變成肝硬化或肝癌。過去發現，肝癌的發生 8 成 5 以上是和慢性病毒性肝炎 (B 型肝炎，C 型肝炎) 感染有關。雖然慢性病毒性肝

炎造成肝硬化，進而產生肝癌的機會較高。傳統上，醫界大多認定慢性病毒性肝炎、肝硬化，是罹患肝癌的高風險因子；但近年來，西方國家的研究已得知脂肪肝，肥胖 BMI 大於 30 者或其他代謝性疾病都有機會增加肝癌發生的風險，由於西方國家肝癌發生率很低，此關聯性並不被重視；有趣的是，台灣研究發現，脂肪肝也會是肝硬化的前兆，也可能直接進展為肝癌，如上圖所示。近年來，台灣國衛院研究發現，在沒有病毒性肝炎感染也沒有酒癮的肝癌患者中，非酒精性脂肪肝的肝癌病患，只有 **18.5%** 有肝硬化；有糖尿病史的肝癌病患，只有 **25.6%** 有肝硬化；三酸甘油脂過高的肝癌病患，只有 **24%** 有肝硬化，顯示癌化過程不一定需要先發生肝硬化－另外，有些研究報告指出，具有 NAFLD 脂肪肝患者和糖尿病、C 型肝炎的患者做比較，具有脂肪肝的患者約有 **95%** 的機會，會造成所謂沒有肝硬化的肝癌。據統計報告指出，若有 3 項風險因子 (脂肪肝、糖尿病、高三酸甘油脂) 中的 2 項以上，發現接近 7 成以上男性罹患肝癌，好像都和慢性病毒肝炎無關；在女性方面，約有 9 成罹患肝癌，這也與慢性病毒肝炎無關的患者。因此證實代謝性疾病的危險因子和肝癌發生是有相關聯性的。所以，國家衛生研究院應用人體生物資料庫「台灣肝癌網」統計分析及歸納出：若有代謝性疾病風險因子，脂肪肝（由超音波檢測）、糖尿病史、三酸甘油脂過高（triglyceride 大於 160 mg/dL），3 項危險因子其中 2 項者，且年紀超過 60 歲，可能須定期做肝癌篩檢。其實，並非所有脂肪肝就有罹癌的風險，單單只有脂肪肝本身發生肝癌的機會，經過追蹤 20 年左右，只有 0 至 3% 機會發生肝癌，所以主要是要注意有沒有造成肝發炎反應，若有脂肪肝且合併發炎，如誤食含有黃麴毒素

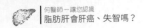

食物，或合併有糖尿病等代謝性疾病者，得到肝癌的疾病就相對會比較高，更需要特別謹慎注意。

在其他癌症方面，如：胃癌、胰臟癌、大腸癌的發生，脂肪肝患者似乎比沒有罹患脂肪肝者，約有增加兩倍相對風險。在男性方面，攝護腺癌的罹患也發現相對增高。

隨著飲食的變化，脂肪肝發生比例的增加，預測將來慢性無病毒性肝炎發生肝癌的比例將會增加。所以，代謝異常所引發脂肪肝與肝癌或其他癌症的相關性是值得注意且重視的。不要因為體檢時查出脂肪肝，卻因早期症狀輕微、而忽視它的嚴重後果。

B. 脂肪肝與腎臟病

脂肪肝會影響腎臟疾病嗎？近年來，美國醫學研究發現非酒精性脂肪肝會影響腎臟，追蹤一般成年族群腎臟病罹患率接近 15%，若 65 歲以上族群腎臟病患罹患率超過 25%以上，這是不容忽視的現象。2018年肝臟病雜誌發表了一篇「脂肪肝會降低腎功能嗎？」，指出非酒精性脂肪肝患者罹患慢性腎臟病 (chronic kidney disease, CKD) 的機率較高，約 20-55%，所以值得大家注意。

第 *2* 章

脂肪肝引發代謝症候群

脂肪肝誘發：
胰島素阻抗與代謝症候群

A. 什麼是胰島素阻抗？―就是胰島素失靈了

　　正常下，胰島素由胰臟 β 細胞所分泌的荷爾蒙，是負責儲存養分的激素，可調節血糖和脂肪代謝，可作用在脂肪組織、肌肉、與肝臟等處，主要功能可抑制脂肪細胞分解產生過多的游離脂肪酸 (free fatty acid)，並可抑制肝臟釋出過多的葡萄糖，且可以將過高的血中葡萄糖 (血糖) 轉化為肝醣儲存起來，進一步調節血糖的濃度，在肌肉細胞方面，使血糖受胰島素影響，增加肌肉細胞對葡萄糖吸收進而降低血糖。

　　然而，胰島素阻抗意思 (如圖四) 是指人體對於胰島素的反應未達正常效果。

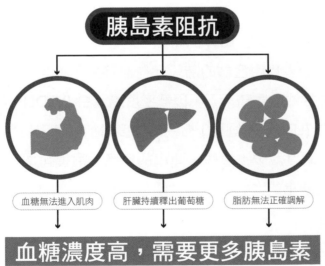

圖四 . 胰島素阻抗

是指人體對於胰島素的反應未達正常效果，細胞無法有效運用胰島素，或者由於身體對胰島素的作用不敏感 (胰島素敏感度有 13% 至 66% 是遺傳得來的)；在身體代謝方面，由於在肝臟方面的調解失衡，無法將葡萄糖轉化成能量 (肝糖和脂肪)；並且血中脂肪酸的代謝失衡，導致血中過多游離脂肪酸進入肝臟，以脂肪形式 (大多是三酸甘油脂型式) 堆積於肝臟細胞內而形成脂肪肝，再續發為胰島素阻抗；在肌肉組織方面，由於過多的游離脂肪酸會抑制胰島素，影響細胞對葡萄糖的攝取與利用，並且降低胰島素對細胞的敏感性，也會增加了三酸甘油脂的囤積；另外，由於血中葡萄糖濃度持續維持不正常上升，更會刺激胰臟分泌更多的胰島素，而造成血中胰島素濃度代償性的升高，以期降低血糖至正常範圍，最後反而造成高胰島素血症，繼而引起胰島素阻抗的發生。若胰島素阻抗情形惡化；所以，隨之而來，胰臟內的 β 細胞無法分泌足夠的的胰島素，以致於葡萄糖耐受異常繼而發生。據統計，約九成糖尿病患者有胰島素阻抗，所以可以確定在罹患糖尿病之前，約有 5 至 10 年的時間，患者身體是處在「胰島素阻抗」的狀態，最後進入代謝症群的階段。在血液生化檢查方面，可發現血中血糖及三酸甘油脂居高不下，極低密度脂蛋白 (VLDL) 的分泌增加和低密度脂蛋白 (LDL 壞膽固醇) 血中的濃度增加，高密度脂蛋白 (HDL 好膽固醇) 的濃度減少，這些一連串的反應，最後可能伴有內臟型肥胖，血管動脈硬化的進行，接著並續發一些慢性神經及血管併發症的發生一如失智。

其實，造成胰島素阻抗原因很多，大致可歸於兩大因素，遺傳因素，如 Glut4 基因突變和外在因素，如缺少運動、肥胖、抽菸、壓力、老化等。另外，若附加上其他外在原因，如：體內毒素 (endotoxin)、

細胞激素 (cytokines)，氧化產物 (oxidant production) 及氧化壓力
(oxidative stress) 等因素的發生一使得游離自由基產量增加及不良的
免疫反應激素，最後造成細胞內的粒線體功能不良及細胞受損，因此
導致胰島素阻抗的加劇進行。

　　不過，脂肪肝，胰島素阻抗的患者，初期胰島素會有過度的分泌
表現，可能是身體細胞面對營養過剩時的保護機制所引發的機轉反應，
若提早發現在這時期，就應該特別注意，就可提前預防或阻斷後期的
不良反應，如糖尿病、中風、失智等的發生。

B. 代謝症候群

　　由於胰島素阻抗發生，體內胰島素濃度增加，改變了身體生理狀
況，隨之而來代謝症候群也發生了 (如圖五)。

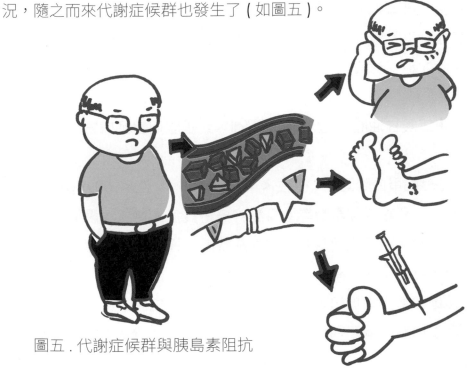

圖五. 代謝症候群與胰島素阻抗

　　什麼是代謝症候群（metabolic syndrome）呢？是指生理代謝層面的心血管危險因子聚集現象的總稱，其造成的危險因素包括：遺傳因子、年齡、少運動，及不良的生活型態，如：抽菸、高糖、高脂、高鹽等的攝取，所包括的致病因素，如：高血壓、血脂異常、糖尿病、肥胖、以及高尿酸與凝血因子的不正常表現。但值得注意的是，有些人雖然體重與身體質量指數 (BMI) 看似標準，卻蘊藏了代謝症候群的狀態，其實，代謝症候群的發生常出現在那些隱藏在體內看不到問題的地方，因此，有時比外顯的肥胖還要更具有風險、更致命，值得注意。

　　依據衛生福利部國民健康署將代謝症候群判定標準分為以下五項，若有三項 (含) 以上符合，就有可能罹患代謝症候群：

(1) 肥胖：腰圍，男性 ≧ 90cm、女性 ≧ 80cm。

(2) 高血壓：收縮血壓 ≧ 130 mmHg、舒張血壓 ≧ 85 mmHg。

(3) 空腹血糖：空腹血糖值 ≧ 100 mg/dl，或是服用醫師處方治療糖尿病藥物。

(4) 空腹三酸甘油脂： ≧ 150 mg/dl，或是服用醫師處方降三酸甘油酯藥物。

(5) 高密度酯蛋白膽固醇：男性 < 40 mg/dl、女性 < 50 mg/dl。

　　雖然，代謝症候群會導致身體許多併發症的發生，嚴格說來，它不是一種疾病，反而可說是一種病前狀態，只是代表身體代謝狀況開始出現異狀。例如：有時血壓隱約出現升高表徵，但還沒有達到高血壓的診斷標準；血糖出現某種程度的胰島素阻抗，卻還未進入糖尿病的程度；血脂肪偏高則代表動脈硬化已具有初步威脅；如果再加上腹

部肥胖，危險性更高。在過去，只要血壓、血糖、血脂等各項病變因子尚在正常值範圍，一般認為是安全的，但是近年來發現，只要多項因子臨近異常範圍，心血管病變已然悄悄形成。

以美國的研究而言，全美第三次全國營養調查（NHANES III）的數據顯示，在超過 50 歲的人口中，沒有糖尿病卻有代謝症候群的族群中，14％有冠狀動脈疾病，比起糖尿病患者卻沒有代謝症候群的族群大約 8％的流行率還要高。2002 年發表在《美國醫學會期刊》的研究顯示，代謝症候群整體的死亡率高於非代謝症候群約 2.5 倍。且得知代謝症候群引起的相關疾病，如：腦血管疾病、心臟疾病、糖尿病、高血壓、腎臟病等，其總死亡率經過標準化後，總數已超過惡性腫瘤，所以它是相當值得重視的症候群。

第 *3* 章

代謝症候群
引發老化失智

至於，代謝症候群為何會引起老化失智呢？台灣學者研究報告指出，代謝症候群包括有：肥胖、糖尿病、高血脂、高血壓、高尿酸等慢性疾病，是加速老化的文明病。其實，代謝症候群由許多原因共同促成的，包括基因、種族、肥胖、不良的飲食生活習慣等，是身體代謝異常的問題。由於脂肪肝的發生也是代謝症候群－三高 (高血壓、高血脂、糖尿病) 的先兆，因脂肪肝的發生會導致葡萄糖耐受不良及胰島素阻抗，進而引起代謝症候群；研究也指出代謝症候群，並且同時血中發炎指標較高的人，智能表現往往會較差且智能退化程度速度也較一般人快，因代謝症候群引發的體內發炎反應，容易導致血管老化、血管阻塞及血管硬化，並影響大腦對醣類的能量代謝，最後造成大腦萎縮，讓大腦提早老化失智發生。因此以下將逐一探討為何代謝症候群的相關疾病會與失智有關。

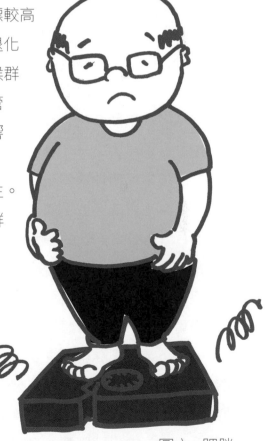

圖六 . 肥胖

一、代謝症候群－肥胖－失智

　　肥胖（如圖六）是指人體內脂肪累積過多或是體內代謝異常，所引起的體內脂肪堆積，主要以體內脂肪細胞的體積和細胞數增加，且體脂占體重的百分比例異常增高並在身體某些部位過多沉積脂肪成為特點。由於過去，醫學上只知道脂肪組織有儲存能量儲存的功能，但後來很多研究發現脂肪也會製造出許多細胞激素，與調節體內代謝、免疫功能有關，現在已經讓「脂肪」被視為內分泌器官重要的一環，與脂肪肝、胰島素阻抗、代謝症候群中的三高（高血糖、高血壓、高血脂）、大腸癌、痛風、冠心病等疾病的發生有極大的關係。

　　至於肥胖如何形成的？除了個人食慾上沒有注意忌口，吃進過多的高熱量及高脂肪食物，或是沒有養成良好運動習慣、長期久坐，均是造成肥胖的原因之一。其他，如人體的新陳代謝速率若過低時，造成肥胖，這與家族性遺傳肥胖可能有關，或當年紀老化所引起的代謝速率下降，也可能造成肥胖：由於老化造成人體肌肉組織比例減少、體脂肪百分比過高，故使得新陳代謝率較低；某些疾病也會引起肥胖，像是腎上腺、卵巢、甲狀腺疾病等由內分泌因素引起，少數也會由於藥物導致肥胖，如：避孕藥，抗甲狀腺藥等；在戒菸期間也會導致短期的體重增加。根據身體脂肪的堆積分布情形，肥胖似乎可分兩種類型，一是下半身肥胖型，主要脂肪堆積在臀部與大腿部分，此與賀爾蒙有關，特別是女性在懷孕時因受賀爾蒙影響，會堆積脂肪在臀與大腿部位，以備哺乳之需，若肥胖腰圍不大者，基本上危害到健康的風險較低；二為中央肥胖型，又稱為腹部肥胖，以心臟、腹部為中心，

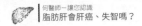

開始發展的一種肥胖型，主要脂肪堆積在腹部，造成腰臀圍比值較大，屬於內臟脂肪型肥胖。一般腹部肥胖的人，容易增加前發炎因子、凝集因子、血脂異常，發生胰島素阻抗，血管內皮功能不良、動脈粥樣硬化，高血壓、糖尿病、呼吸中止症候群，及其他心血管疾病 (中風)，進而導致失智併發症的發生。然而，肥胖的嚴重度以內臟脂肪的多寡來評估最為重要，但因為測量不易，一般以腰圍測量來代替，或以身體質量指數 (Body Mass Index，BMI) 來評估肥胖嚴重度。另外，要注意的是就算看起來瘦瘦的人，也要小心會有肥胖的可能。根據衛生福利部 - 國民健康署的指標，將肥胖的指標分為：體重比，**脂肪過量及脂肪分布**等，以下簡單介紹：

I. 鑑別肥胖可依下列三種方法測量：

性別	標準理想體重	標準範圍	過重範圍	肥胖範圍
男性	(身高 (公分) － 80)×0.7	±10%	±10%~20%	≧ 20%
女性	(身高 (公分) － 70)×0.6			

例如：

1. 一名男性身高 175 公分，標準體重計算方式 : (175-80)*0.7=66.5(標準體重)

2. 一名女性身高 163 公分，標準體重 = (163-70)*0.6=55.8

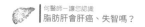
(2) 身體質量指數 (BMI)

計算方式	標準值
體重 (公斤) ─────────── 身高 (公尺 2)	標準值為 18.5 ≤ BMI < 24
	體重過重：24 ≤ BMI < 27
	輕度肥胖：27 ≤ BMI < 30
	中度肥胖：30 ≤ BMI < 35
	重度肥胖：BMI ≧ 35

(衛生福利部將 BMI 設為肥胖判定標準)

(3) 體脂肪率

年齡	性別	過重體脂肪率 (%)
30 歲以下	男性	≧ 20%
	女性	≧ 25%
30 歲以上	男性	≧ 25%
	女性	≧ 30%

以女性年齡 25 歲，身高 160 公分，體重 50 公斤為例，若其體脂肪為 25％，表示其體重有 12.5 公斤（50×25％）是脂肪，其判斷肥胖之標準為「肥胖」。

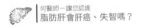
II. 脂肪分布可用下列兩種方法測量：

(1) 腰臀比

計算方式	標準值	肥胖腰臀比
腰圍 ──────── 臀圍 （公分或吋即可）	男性	≧ 0.9
	女性	≧ 0.85

(2) 腰圍

性別	過重腰圍公分（吋）
男性	≧ 90(35.5)
女性	≧ 80(31.5)

為何肥胖與失智有關？

　　肥胖也是脂肪肝，胰島素阻抗的因素之一，根據統計資料指出，
BMI 若超過 30 的肥胖者，失智症發生機率較一般人高出 3 倍以上，而
在 30-39 歲的肥胖者，未來發生失智症，如阿茲海默症、血管型失智
等風險，比沒有肥胖者高 3.5 倍；40-49 歲的肥胖者，是沒有肥胖者的
1.7 倍；50-59 歲才肥胖者，其失智罹患的風險降至 1.5 倍，在 60-69
歲才有肥胖者，其失智風險降至 1.4 倍；達 70 歲以上肥胖者，其失智
風險與沒有肥胖者差不多。英國倫敦大學研究長達 38 年的追蹤發現，
50 歲左右的中年人，其身體 BMI 指數過高，20 年後可能發生失智機
會較高，且每增加 5 個單位，失智風險會由 16% 上升到 33% 左右，
所以肥胖的發生與否，似乎和失智有相當大的關係。影像學研究也發
現，腹部肥胖者的大腦體積較非肥胖者的體積來的少，且發現一般肥
胖的老年人其海馬迴和大腦萎縮程度也較為嚴重，故易罹患失智症。
在過胖的中年人發現大腦白質比體重正常的中年人少，這可能肥胖體
重增加造成大腦白質體積上的差異所致，由於，以上因素造成對記憶、
語言和視覺能力的負面影響，也表示肥胖容易導致大腦進入衰老且脆
弱時期。這也是為何中年肥胖者罹患阿茲海默症，失智症等腦病變風
險比較高的因素之一；其他原因，可能因肥胖造成脂肪堆積，促使脂
肪組織釋出過多的游離脂肪酸，或造成細胞激素分泌異常，如瘦素
(leptin)、脂聯素 (adiponectin)、阻抗素 (resistin) 等，從而促使腦中
免疫細胞 (微膠細胞) 聚集，進而造成腦細胞被破壞，以致於老化失智。
在基因方面，也可能與某些基因變異有關，如：FTO 基因 (fat mass
and obesity-associated gene) 變異，形成肥胖風險會比一般人高

出 2.6 倍；若 ankyrin-B 基因變異時，會增加其體內吸收葡萄糖的速度，也可能會造成特定人群的肥胖。另外如：罕見的 PCSK1 基因發生變異時也會造成肥胖。

另一方面，由於肥胖，導致血中游離脂肪酸濃度過高，當過度沉積侵潤於胰臟時，可能會傷害胰島素細胞，促使胰島素分泌降低，若堆積於肌肉組織，則會影響肌肉組織對葡萄糖的攝取，臨床上可能出現胰島素阻抗現象，最後因肥胖而導致糖尿病的形成。由於胰島素阻抗發生後，和胰島素相對抗的胰島素降解酶也相對減少了，胰島素降解酶本來是具分解類澱蛋白沉積在腦內的功能，但因為胰島素降解酶減少，類澱粉蛋白最容易沉積在腦內，使腦細胞功能發生障礙，再加上葡萄糖在腦細胞運作也失調，因而引發失智風險—阿茲海默的發生。

肥胖也容易引起腸腦軸線—腸道菌分布的改變，因不同營養成分的攝取會有不同的前內毒素產生的傾向，在一些研究中也指出，高脂或高糖的攝取容易造成革蘭氏陰性菌的大量繁殖會產生許多脂多醣的內毒素，此內毒素的產生增加會使腸道上皮細胞接合蛋白降低，導致腸道通透性增加及進入血中內毒素濃度的升高，其中會伴隨慢性發炎及誘發許多發炎反應激素的分泌，如 NF-κB(DNA 轉錄復合蛋白)、組織壞死因子、介白素 -β 等的表現上升。另外，由於高脂飲食引起腸道菌落的改變，且其代謝物，如醋酸鹽 (acetate)，會使副交感神經的活性增加，促進胰島素的分泌，且也會因飢餓激素的增加，食物的攝取增加，造成體重增加，最後導致肥胖、代謝症候群及胰島素阻抗等。

有研究認為，肥胖也會迫使身體內一種用於平衡體內危險致病菌的蛋白減少，它是一種免疫球蛋白 A 抗體，正常情況下附著在腸道菌上，簡稱為 IgA，由於肥胖導致 IgA 的減少，身體防衛及免疫功能也

隨之下降，所以容易造成許多發炎反應的上升，以致於胰島素阻抗，糖尿病也接踵而來，最後也容易導致失智的發生。

當然肥胖的發生，也容易導致其他慢性病的風險也相對提高了─如腎臟病，若體重過重 (BMI 25 至 30) 及肥胖 (BMI 大於 30) 也會增加 22% 和 38% 發生慢性腎臟病的風險，而慢性腎臟病發生失智症的比例卻高達 3 成之多；至於，呼吸系統疾病，如：肥胖合併有睡眠呼吸中止症候群，也容易造成腦血流不足，繼而誘發阿茲海默症，及心血管疾病等的發生，其影響之甚，更高於抽菸。至於，老化指標─端粒也相對縮短了。

由於以上這些因子的發生，若沒有加以控制，漸漸的，可能導致失智降臨，值得注意的。

二、代謝症候群－三高（糖尿病、高血壓、高血脂）－引起失智

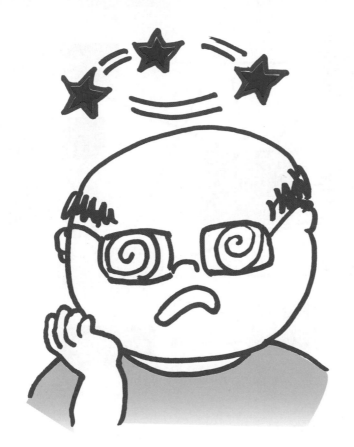

圖七 . 代謝症候群與失智

　　三高 (如圖七) 即所謂的高血糖－ (糖尿病)、高血壓、高血脂的簡稱，而三高的發生卻與失智症息息相關，70% 的失智症患者中，約有 30% 的患者與三高－糖尿病、高血壓、高血脂的發生有關；然而，三高的前期卻常常合併有脂肪肝。因此，探討失智的發生除須了解脂

肪肝外，更需重視其他相關性疾病，例如：三高的發生，其發生的相關機轉簡述如圖八。

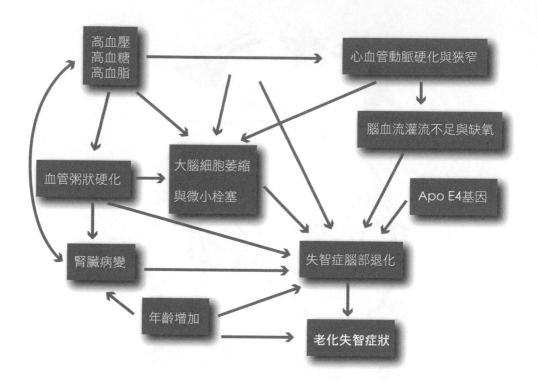

圖八、三高與失智的相關機轉

A. 糖尿病－失智

　　脂肪肝與糖尿病的發生是互為因果關係，目前約逾 7 成糖尿病患者都有輕重度程度不等的脂肪肝發生。反觀來說，有 9 成脂肪肝患者，特別是有 4 成外食族群，因不良飲食習慣導致脂肪肝，最後釀成三高之一的「糖尿病」的發生。統計卻發現，糖尿病患者罹患血管型失智症的機率是一般人的 2-2.5 倍、神經退化型阿茲海默症失智的機率則是 1.5-2 倍，所以糖尿病的提前防止，是重要的課題。

目前，檢測糖尿病的診斷標準，簡單介紹如下：

(1) 隨機血漿血糖≧ 200 mg/dl 合併有臨床症狀 (多吃、多喝、多尿)。

(2) 空腹血漿血糖≧ 126 mg/dl。

口服葡萄糖耐受試驗第 2 小時血漿血糖≧ 200 mg/dl 及糖化血色素 (HbA1c) ≧ 6.5%。

一般傳統上，糖尿病可分為以下幾種類型：

(1) 第一型糖尿病－胰島素依賴型 (IDDM)：

　　因胰臟內的 β 細胞遭自體免疫破壞，而有著絕對性缺乏胰島素的問題，患者體內無法產生足夠的胰島素，造成胰島素分泌缺乏或不足，導致血糖標準過高，而引起的；目前認為第一型糖尿病發生的可能原因有：自體免疫 (autoimmune)。特發性 (idiopathic)。基因遺傳問題。

(2) 第二型糖尿病－非胰島素依賴型 (NIDDM)：

　　為一種成人發病型糖尿病，主要常發生於肥胖或缺乏運動者，與先天基因變異也有相關；是因為長期的代謝異常，導致患者有高血糖、相對的胰島素不足或有胰島素抗性等的現象。其可能常見的原因有：

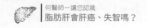

①生活習慣異常 (睡眠不足、抽菸、飲酒) ②飲食習慣異常③肥胖④年紀⑤基因遺傳等。

　　在經過長達 22 年的追蹤，發現第二型糖尿病患者，得到缺血性腦中風的機率比正常人高出 5 倍之多。而無症狀的高血糖患者，比正常血糖受檢者，得腦中風的機率高出 3.5 倍。根據研究報告也發現，在初次診斷出糖尿病的 5 年內，其發生腦中風的機率較正常人高出 2 倍之多。這些發生的原因，大多由於糖尿病促使動脈硬化的加速形成，內皮細胞受損、血管狹窄、血流阻礙增加，循環不良所致，最後導致腦中風的發生，約佔 10-15%、或死亡。

在這裡提出所謂第三型糖尿病－
阿茲海默症 - 失智

　　由於，糖尿病患者常合併脂肪肝及胰島素阻抗，腦細胞也會出現胰島素阻抗現象，已知胰島素本來會跟胰島素分解酶互相調控，並且胰島素分解酶具有調解及分解類澱粉 β 蛋白質（amyloid beta）的功能，當胰島素濃度過多時，胰蛋白分解酶濃度也就相對減少，類澱粉蛋白便會過剩且無法被順利代謝分解，過剩的類澱粉蛋白便會沉積在大腦中，容易增加阿茲海默失智症的發生風險或惡化。另一方面，當人體處於高血糖的狀態，糖分就容易依附在各式各樣的蛋白上，這就叫做「糖化作用」。一旦體內過多糖化蛋白，身體機能就會呈現衰

退變化；一般認為糖化作用是一種促進細胞老化的因素。加上，高血糖的上下變化會造成氧化壓力。已證實：過度的氧化壓力會造成腦細胞老化死亡；由於，氧化壓力與醣化產物的上升會增強誘發腦部胰島素阻抗上升，會導致腦細胞長期無法得到葡萄糖補充能量，同時引發 tau 蛋白的過度磷酸化 (hyper-phosphorylation)，腦神經細胞的穩定功能喪失，接著發生 beta 類澱粉沉積及 Tau 蛋白的堆積，以至於腦細胞老化及死亡。以上原因都可能與阿茲海默症失智的發生有關；並且統計上發現 50%~70% 有糖尿病的病人，會發生阿茲海默症。同時，有 80% 的阿茲海默症患者，發現有糖尿病前期的血糖耐受不良情形或糖尿病病症的發生。所以目前阿茲海默症也被稱為第三型糖尿病或腦部糖尿病。

　　因此，增加糖尿病導致失智症的風險，其原因可歸納以下三機轉：1. 長期的高血糖容易造成動脈硬化，且合併腦中風的發生引起血管型失智。 2. 由於慢性高血糖加重氧化壓力與葡萄糖糖化終產物（AGE）的增加，造成腦細胞「加速」老化。 3. 腦內胰島素接受器與數量改變及類澱粉蛋白代謝異常，造成第三型腦部糖尿病。

　　值得注意的，根據國家衛生院的研究調查，發現台灣糖尿病患者即使使用藥物治療，其失智症風險仍比一般人高 1.6 倍，若罹患糖尿病不好好吃藥控制，失智風險更比一般人高 2.4 倍。

　　所以失智（包括第三型糖尿病）和脂肪肝、胰島素阻抗和糖尿病的發生，是息息相關的，需要提前預防及治療。

B. 高血壓－失智

　　脂肪肝和高血壓有關係嗎？事實上，脂肪肝和高血壓是屬於正相關的，因為脂肪肝的發生，接著肝臟脂肪代謝功能出現失調，身體生理反應也出現異常，如高胰島素血症的出現，容易導致血壓上升，接著引發代謝症候群，如肥胖、糖尿病、高血壓。反觀而言，約有 **30%** 的高血壓患者卻發現有罹患脂肪肝的現象，可惜的是，脂肪肝和高血壓的發現，常常是在體檢中意外檢測得知。一般而言，我們常常知道高血壓會引發中風；至於，高血壓會導致失智嗎？反而認知不多。

　　其實，高血壓 (hypertension) 是一種慢性病，初期並沒有特別明顯的症狀，是具隱蔽性的疾病，患者常在檢查時意外發現血壓的數值超標。其實血壓本身是受神經和體液兩方面的調節。也因心臟收縮，動脈管壁不斷受血液流動衝擊，導致壓力的產生－謂之血壓。血壓的正常生理功能是為維持血液順暢，使血液能供應身體養分、氧氣及帶走身體裡的廢棄物，維持各組織器官的運作。由於人體的血壓是不固定的值，是動態的發生，會因**運動**及**飲食**或是其他因素的影響，如：生活習慣、精神壓力及環境等因素，最後導致血壓的變動。血壓也會因日間活動的頻繁導致血壓變動或升高，而夜間休息或睡覺時就會漸漸趨向下降穩定，所以容易被忽視。

以下說明，一般醫療院所高血壓的診斷標準，如下所示。

高血壓診斷標準：

階段	收縮壓	舒張壓
前期	120~139mmHg	80~89mmHg
第一期	140~159mmHg	90~99mmHg
第二期	160~179mmHg	100~109mmHg
第三期	180mmHg 以上	110mmHg 以上

一般高血壓又可分為兩種：

A. **原發性 (primary) 高血壓**：發生約 90%-95%，主要機轉原因不明，但需先排除高血壓發生的可能原因。

B. **繼發性 (secondary) 高血壓**：已有明確的誘發疾病或因素所造成的，其中以腎臟病變所佔比例為多數，也有其他因素造成，如：主動脈狹窄，部分荷爾蒙分泌過多，以及腦垂體腎上腺，或由其他代謝性疾病所引起。另外生活習慣及飲食習慣皆會影響，如：體重過重、鹽分攝取太多、壓力、酗酒、缺乏運動等均可造成繼發性高血壓。簡單可歸納如下，較常見的繼發性高血壓原因：(1) **腎臟病變**。(2) **大血管病變**。(3) **妊娠高血壓綜合征**。(4) **內分泌病變**。(5) **腦部疾病**。(6) **藥物引起**，如：長期口服避孕藥等。

至於，高血壓又如何造成失智呢？

　　根據統計，高血壓患者比一般人得到腦中風的機率達 4-7 倍，若讓血壓忽高忽低呈現不穩定狀態時，會比一般常人高出 2 倍以上罹患「阿茲海默症、失智症」的風險。罹患血管型失智症機率更高出穩定血壓患者約 3 倍之多。

　　值得注意的是，觀察到有高血壓前期的患者，其腦部的變化比一般人要老了 3.3 年，所謂的前期高血壓指的是收縮壓在 120 ～ 139 mmHg 或者舒張壓落在 80 ～ 89 mmHg 之間的時候稱之。而那些高血壓的患者，也就是收縮壓超過 140 mmHg 或舒張壓超過 90 mmHg，腦部掃描比一般人老了 7.2 年。有研究證據顯示：血壓即使稍微高一點就可能加速腦部老化。所以，只要進入高血壓初期就會讓我們慢慢走向失憶與失智症這條道路上。其實，初期高血壓影響腦部的變化較不明顯，「美國加州大學戴維斯分校（University of California, Davis）阿茲海默症疾病中心主任 Charles S. DeCarli 醫師指出：這些改變是細微的」，原因是沒有辦法被檢測出。但確實觀察到腦中結構的變化，就像是阿茲海默症失智患者腦中最初損傷那樣；尤其在大腦白質上 (腦葉的大部分是由腦灰質所構成) 開始出現磨損，腦部的訊息傳遞開始出現問題，(大腦白質具有傳遞腦域間的訊號的能力，又稱為腦中的電線網)，在同一時間內，腦灰質也開始出現萎縮現象。另外發現，高血壓患者有較多的 tau 蛋白在腦神經細胞上聚集，這似乎也表示高血壓與失智有相當大的關係。

　　接著，由於長期高血壓引起血管動脈硬化，血管彈性受損，造成

血液灌流障礙，引起身體許多器官受到傷害，到後期會因腦血管灌流障礙，腦部細胞進而受損，漸漸造成認知障礙，引起失智的發生；若加上合併其他代謝症候群病症也可能加重失智的變化，這一連串的過程反應，均會是高血壓造成失智症的重要因素之一。有時候高血壓也可能使引發患者小中風，但患者不易察覺，甚至忽略掉此小中風警訊；若小中風連續發作，將累積成嚴重的腦細胞受損，漸漸的引發血管型失智症。其實，一般不自覺的小中風是臨床上明顯中風的前兆，小中風後約有 12% 在一年內會發生明顯中風的風險，約有 8% 則發生在一個月內，臨床上，中風後約有 20-40% 的病人，5 年內會有失智症的機會，且失智症發生於中風後約 1-3 個月內，如果有第二次中風，失智的風險將增至 30-40%。當中風性失智症發生時，須注意到同時存在有血管型失智及神經退化型阿茲海默症失智的風險，因此需加以判斷與注意，由於兩者的發生有共同的危險因子，詳細介紹請參閱－**不失記憶的藏庫密碼**，須加以防止。

　　總之，由於高血壓發生中風後，患者失智風險較一般正常人高 3 成，同時也會提高阿茲海默症發生的風險。所以，適當的血壓控制，無論是用哪一類型的降血壓藥 (如鈣離子阻斷劑、血管收縮素轉化酶抑制劑或是血管緊縮素 II 受體拮抗劑等)，只要好好的降低高血壓，對降低失智症的風險應該是有幫助的。

C. 高血脂－失智

　　脂肪肝常伴隨著代謝症候群－高血脂的出現。什麼是高血脂症？指血液中脂肪代謝異常，不論是高膽固醇血症、高三酸甘油脂症或二

者合併異常，都是屬於血脂異常。值得注意的，70%~80% 人體所需的膽固醇，由肝臟生產，剩下 20%~30% 由外在食物攝取補足，而來自肝臟的膽固醇大部分轉換為膽鹽，藉以輔助消化油脂，剩餘的則運用於體內其他部分；以下簡單介紹源自「內生合成」與「外生性攝取」兩種膽固醇：

(1) 內生性膽固醇 (70%~80%)：由人體自行合成的膽固醇，即使沒有攝取含膽固醇的食物，身體也可利用體內已有的膽固醇原料自行合成。

(2) 外生性膽固醇 (20%~30%)：直接受到外來可以合成膽固醇的原料影響，主要攝取源自動物性食物，如：動物的腦、肝、腎及蛋黃等。

所以，高血脂症之所以發生，其原因大部分來自於飲食過當，如：高脂、高糖分、高卡路里等食物的攝取，導致血中膽固醇及游離脂肪酸過高，而這些游離脂肪酸或脂肪容易因胰島素阻抗因素，堆積在肝臟內，最終造成「脂肪肝」，或沉澱到其他器官上，如：胰臟、腎臟、心臟等重要器官，接著影響其他組織器官的功能，造成器官纖維化的損傷；另外，在某些家族史遺傳基因有缺陷或變異，如 ApoE 或 B 等，均會造成血脂肪的升高，進而導致心臟血管或神經病變。但須了解的是，血脂膽固醇本身不全然是壞的東西，它也是製造身體細胞膜的重要材料，可以平衡細胞膜的流動性，及維持細胞穩定的作用，是維持人體新陳代謝及細胞完整，不可缺少的物質，也是延緩衰老、延年益壽的重要物質，它遍及全身，可經代謝系統轉化為體內各種的賀爾蒙、如：雌激素等。此外，也可幫助脂溶性維生素 (A、D、E、K) 的代謝與吸收；提供保護身體，也是維持身體體溫的主要來源；體內若沒有了膽固醇，不但談不上健康長壽，就連人體正常的生理代謝和生命過

程都維持不下去，所以，膽固醇是建構體內細胞組織中不可或缺的物質。

過猶不及，均不好，以下提供控制血脂肪數值的標準：

血脂異常之起步治療準則：

(TC：總膽固醇；LDL低密度脂蛋白膽固醇；HDL：高密度脂蛋白膽固醇；TG：三酸甘油脂)

無心血管疾病患者，有下列情形之一時，應先給予3-6個月非藥物治療：

1.TC ≧ 200 mg/dl 或 LDL-C ≧ 130 mg/dl 且有 ≧ 2 個危險因子。

2.TC ≧ 240 mg/dl 或 LDL-C ≧ 160 mg/dl

3.TG ≧ 200 mg/dl（需同時合併有 TC/HDL-C>5 或是 HDL-C<35mg/dl）

有心血管疾病者，有下列情形之一者，先給 3-6 個月非藥物治療：

1.TC ≧ 200 mg/dl 或 LDL-C ≧ 130 mg/dl

2.TG ≧ 200 mg/dl（需同時合併有 TC/HDL-C>5 或是 HDL-C<35mg/dl）

　　在血脂肪當中，值得注意的有兩種脂蛋白膽固醇與心血管疾病的發生有相當大的關係：低密度脂蛋白與高密度脂蛋白，介紹如下：

1. 低密度脂蛋白 (LDL)：含有大量的膽固醇，且其顆粒體積小容易滲入血管障壁中，容易讓血管產生粥狀硬化，甚至造成血管阻塞，故「低密度脂蛋白膽固醇」(LDL-Chol) 又稱為「壞的膽固醇」。

2. 高密度脂蛋白 (HDL)：含很多的磷脂及少量的膽固醇，像清道夫，可以清除血液中過多的膽固醇，搬離血管壁，預防脂肪堆積在血管障壁中，幫助運回肝臟代謝，故「高密度脂蛋白膽固醇」 又稱為「好的

膽固醇」。

※ 一般膽固醇維持正常時，血清總膽固醇應小於 200mg/dl，高密度脂膽固醇應大於 40mg/dl，低密度脂膽固醇應小於 130mg/dl。

　　至於血中三酸甘油脂的高低變化又會有什麼影響呢？正常血液中，三酸甘油脂 (中性脂肪) 應小於 150mg/dl，因乳糜微粒及極低密度脂蛋白 (均含大量的三酸甘油酯) 顆粒較大，較不易導致冠心病的發生，正常血液中，三酸甘油脂 (中性脂肪) 應維持小於 150mg/dl；相反的，太高時，較容易引起急性胰臟炎的發生。假如吃完大餐或喝酒後突然腹痛，且三酸甘油脂又偏高的人，可能要考慮急性胰臟炎是否發生？通常，三酸甘油脂值非常高 (或大於 1000 mg/dl) 時，血液比較容易呈現混濁，有時會呈乳糜樣。

　　已知，高血脂除了引發的血管併發症外，也可造成失智；以下說明大小血管病變：

A. **大血管病變**：長期的血脂偏高，會漸漸傷害影響及傷害腦頸動脈內壁，使血管逐漸硬化、狹窄，甚至損害血管和心臟功能；當心臟功能受損影響送至大腦的血流減少，所以容易發生腦缺血；至於動脈壁中沉澱脂肪物質後，會在局部形成粥狀硬化斑。後者有時若發生急性變化如產生裂痕、表面破損、部份脫落等，然而形成急性血栓，引發腦缺血、梗塞。也會由於血脂偏高會增加血液的黏稠度，使大腦的微細血管血流循環變差。**下列指出高血脂影響大血管病變的器官傷害**，如下：

a. 腦血管病變：腦出血、腦梗塞、腦中風。

b. 心臟血管病變：心絞痛、急性心肌梗塞、冠狀動脈心臟病、高血壓。

B. 小血管病變：

a. 眼睛病變：當血液中三酸甘油脂脂蛋白濃度含量太高時，視網膜血管顏色呈現變淡或是乳白色。而這些脂蛋白有可能進一步從毛細血管中漏出，發生視網膜脂質滲出，也可能引起視網膜靜脈血栓（視網膜血管阻塞），在視網膜上則呈現出黃色斑片，中央靜脈阻塞可表現為視盤周圍環狀出血和滲出及視網膜靜脈擴張。

b. 腎臟病變：由於腎血管的灌流不足，影響腎臟血管細胞或腎細胞本身，造成腎小管上皮細胞再吸收受損，及腎臟泡沫細胞形成和組織傷害的發生。進一步促使腎絲球硬化症的進行，最後導致腎臟病變的發生。

c. 肝臟病變：如：脂肪肝的發生。

至於，高血脂如何造成失智呢？

以近萬人的研究樣本的發現，年齡在 40 多歲，膽固醇指數在 240mg/dl 以上的高膽固醇者，40 年後失智的風險高出 66%，而膽固醇指數在 200 ～ 239mg/dl 之間的較低者，老年時得失智症的風險比膽固醇指數更低者高出 52%。另一研究報告指出，一般高血脂患者罹患失智症的風險比一般人高出 2.2 倍，如果同時有高血脂和高血壓兩種病症，失智症的罹患風險更是比只有高血脂的患者再高出了 3.5 倍。

然而，一般高血脂症初期較不會有任何症狀發生，若高血脂症沒有良好注意與控制，血脂肪將造成血管內皮破壞及沉積，促使血管僵硬沒有彈性及增厚血管內壁，引起動脈粥狀硬化及血管狹窄，造成血管阻力增加，這些動脈變厚、變僵硬的生理改變現象，會促使血壓增加，而血壓的升高也會反轉影響胰島素阻抗，已知，胰島素阻抗可引起血糖耐受不良、脂肪代謝異常。有趣的是，由於高血壓與高血脂居然具有同源遺傳基因，所以高血壓病人常伴有血脂升高，甚至兩者可能同時並存。然而，膽固醇堆積卻也是影響血管老化的重要因子－血管就如同水管，隨著使用年歲的增加，水管中含有大量的油脂、雜質，水管便容易提前損害或阻塞，因此，血管若含有膽固醇夾雜在血液中，再加上伴隨不同的危險因子，如高血糖等，則更容易加速血管老化的進行，一般觀察，糖尿病患常合併肥胖症，更容易有高血脂的發生－故糖尿病與高血脂兩者常有「姐妹病」的雅號稱謂。統計上也發現有高達 6 至 8 成比例的糖尿病患常合併出現高血壓與高血脂症，所以血

管老化也更容易加速進行，嚴重時，更會導致血管破裂或是阻塞，如造成腦中風、心肌梗塞、冠心病等疾病。另外由於高血脂也容易引起其他腦血管神經病變，如使**類澱粉蛋白沉澱**在腦部神經細胞與組織上，造成腦部掌管記憶的地方**海馬迴腦組織受破壞和萎縮**，接著記憶力、注意力、執行力與認知功能呈現逐漸下降，繼而誘發失智或加重阿茲海默症的進行。

　　因此，適當的維持血中膽固醇的濃度是重要的。前提下也須保護肝臟避免脂肪肝及肝損傷的發生，否則，失智也容易上身。

第 *4* 章

脂肪肝與代謝
症候群的日常飲食
及運動保健

一、日常飲食保健

　　生活當中少不了的就是飲食，若不注意忌口，容易造成健康的危害，如脂肪肝、肥胖、三高等病症的產生，至於，為避免這些病症的發生，須注意哪些食物呢？以下分別介紹罹患脂肪肝、代謝症候群、肥胖、三高患者的飲食建議。

I. 脂肪肝飲食建議與警惕

　　由於飲食的西化，生活型態的改變，台灣的每 4 人就有 1 人脂肪肝，顯然成為新的文明病－疾病的新貴，若未妥善的控制，可能導致嚴重後果。脂肪肝是一種慢性肝病，只要針對原因加以預防及控制，便可使傷害降到最低或完全痊癒。若肥胖且伴有脂肪肝患者，施行成功健康減肥，以超音波追蹤掃描常可見脂肪肝之嚴重度明顯減輕，甚至連肝功能測量值 (GOT/GPT) 也會降至正常範圍。若加強對高血糖及高膽固醇、高三酸甘油脂血症之控制，亦能有效控制患者的脂肪肝。至於，酒精性脂肪肝需靠著戒酒及攝取均衡飲食，才能消除。須注意的，常食用肉類「燒烤肉品」，得脂肪肝機率較高，因紅肉在加熱後，產生較多的最終糖化蛋白，進而引起脂肪肝。以蒸煮方式，比較不會引起胰島素阻抗。加工肉品，如漢堡肉、香腸、臘肉等，含有較高濃度的鈉及亞硝基化合物，也和脂肪肝及胰島素阻抗形成有關。若是因長期接觸傷害肝臟的化學物質或藥物而引起的脂肪肝，也應該及時停止接觸。因此，若有脂肪肝的問題，最好請醫師為您查明原因，從而加以控制或治療。

至於，飲食如何調整，才能有效消除或減輕脂肪肝呢？

　　西醫認為應該避免多吃油炸主食，影響脂肪的正常代謝；中醫角度來看，脾胃不好的人大量攝取主食，無異是雪上加霜，不但吸收不了，還會加重病情。最好建議在調整前的兩、三周應儘量減少主食，增加優質蛋白食品，有利於肝臟循環和代謝，才以低脂、高蛋白、低糖、高纖維為主的食物，多食用蔬菜水果、黃豆類、菇類及富含牛磺酸 (taurine) 食品 (章魚、牡蠣、烏賊等)，減少肉類、炸物、精緻醣類及酒精的攝取。

　　另外，推薦幾種基本健康食材來預防脂肪肝 (如圖九)：

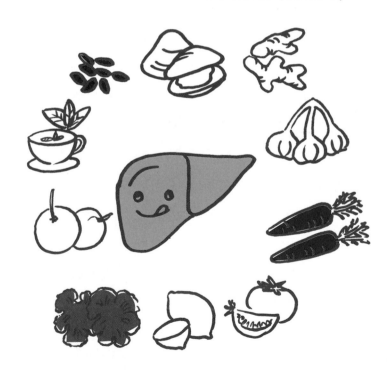

圖九 . 脂肪肝飲食參考

1. **枸杞**：有護肝補腎、養血明目、防老等保健養生功效，由於含有多種胺基酸，大量胡蘿蔔素，其中含有一種有效成分－甜茶鹼，能防止肝臟內過多的脂肪貯存，有防治脂肪肝的作用。對於，慢性肝病患者，尤其是脂肪肝病人，食用枸杞，是不錯的選擇。

2. **山楂**：它含有多種有基酸，其中熊果酸，且含有降脂酶，因此，有助於膽固醇轉化，能降低血脂肪在血管壁的沉積。對於脂肪肝或是肥胖者來說，吃些山楂、山楂片、山楂丸或用山楂泡水喝等，均可消食去脂，膽固醇、三酸甘油脂均可下降，因此，食用山楂對於脂肪肝的預防大有益處。

3. **綠茶**：提取物茶多酚，具抗氧化作用，清除自由基，也可降低肝組織中過氧化脂質含量，降低血中總膽固醇，提升高密度脂蛋白濃度、降低三酸甘油脂，對脂肪肝有一定的防治作用，且可延緩衰老。

4. **胡蘿蔔**：內含的胡蘿蔔素有很好的抗氧化作用，也可以減少體內脂肪的存在，對肝臟有一定的滋補效果；所含的膳食纖維也能加強腸道蠕動，減少體內毒素的存在。並且能夠有效預防病菌對肝臟的損傷，進而有效防治脂肪肝。

5. **銀耳**：內含豐富的蛋白質、脂肪、膳食纖維、膠質、微量元素及銀耳多糖。銀耳多糖不僅能改善人的肝、腎功能，還能降低血清膽固醇、三酸甘油脂，促進肝臟蛋白質的合成，其中由於含多醣分子，有增強人體的免疫力的效果；有"菌中之冠"的美稱。

6. **大蒜**：蒜素可維持巨噬細胞的活性，增強肝臟中解毒酶的活性，增加殺病菌能力及促進淋巴細胞增生，也可促進胰島素的分泌，快速降低體內血糖水平，同時可以避免腹部脂肪的堆積，降低膽固醇，預防

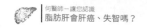
動脈硬化的進行；服法：大蒜最好搗碎成泥，放 10~15 分鐘後再吃，這樣有利於蒜素的生成。

7. **番茄：**含有豐富的茄紅素，B、C、P 等維生素族群，具有健脾消食、清熱解毒、涼血平肝等功效，可增加血中脂聯素水平，可改善胰島素阻抗，減低罹患糖尿病的風險，同時，可降低血中膽固醇濃度，經常食用對脂肪肝、高脂血症的患者很有益處。

8. **檸檬：**日本三重大學的研究人員發現，檸檬中可能含有一種能夠預防脂肪肝的成分，可以遏制肝臟細胞中的脂肪蓄積，並有效抑制血糖上升。此外，檸檬還有助肝臟排毒，促進膽汁生成淨化肝臟，同時也有控制膽汁過量，幫助溶解膽結石的能力。

9. **薑黃素：**是天然強力抗氧化物質，具保護肝臟避免肝損傷的能力，且具抗發炎，抗癌，和延緩老化的功效，可惜，不易溶解。

10. **蜆蛋白：**古書記載，蜆主開胃，利小便，解酒毒，治目黃，因具有精氨酸、肝醣、膽鹼及特殊水解活性胜肽等成分，可維持並保護肝臟生理機能及促進代謝的能力， 可用於調解三高疾病，抗發炎及預防慢性疾病。

II. 代謝症候群

近年來發現，活化 PPAR (Peroxisome Proliferators Activated Receptor , PPAR) 可控制脂肪酸代謝，增加胰島素敏感性，調控血糖，可達到減肥效果，PPAR 受體主要是存在於細胞核中，表現在肌肉，

脂肪組織及肝臟等細胞中，是調解人體的代謝重要蛋白；不正常的飲食及生活習慣，加上年紀的增加，PPAR 的活性會降低，當 PPAR 活性降低或被壓抑時，高血脂就容易發生，進而發生動脈硬化、高血壓的疾病，甚至葡萄糖的調控也會出現問題，形成胰島素阻抗，繼而糖尿病的發生，並且調控代謝症候群。國家衛生院的研究發現，如：苦瓜、甘草、紅麴、綠藻、大豆及核果類等這類型食物可活化 PPAR，因此這些食物，也是一種不錯的食材選擇。

A. 肥胖者飲食建議與警惕

肥胖者的飲食控制與三高的飲食控制雷同，請參考以下三高的飲食控制。

B. 糖尿病患者飲食建議與警惕

糖尿病患者飲食建議應以清淡飲食為主，**少油**或是**清蒸、水煮、涼拌**等方式烹煮食材；水果因富含醣類，所以糖尿病患者攝取時須注意適當攝取量。至於糖尿病患者飲食建議，可參考衛生福利部國民健康署所提供的「食物升糖指數 (Glycemic Index， GI) 值」，是一種衡量食物引起餐後血糖反應的有效指標，可反應食物進入人體後，轉換為葡萄糖的比例；**高升糖指數** (高 GI 值達 70 以上) 的食物，進入胃腸後消化快、吸收率高、加速血糖上升，增加胰島素分泌，容易囤積脂肪，造成肥胖，例如：白米飯、糯米飯、白麵包、白吐司、蛋糕等；**低升糖指數** (低 GI 值在 55 以下) 食物，在胃腸中停留時間較長，消化吸收速度較為緩慢 (吸收率低)，糖含量較低 (血糖升高較低)、纖維含量較高的食物，例如：糙米、五穀米、地瓜、全麥土司等。大部分蔬菜的 GI 值均小於 55；以下簡單介紹幾種高低升糖指數的食物。

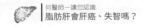
1. 低糖指數 <55(以高纖、低糖、未加工食物為主)

(1) 五穀雜糧類：糙米、五穀、地瓜、全麥吐司、雜糧麵包、全麥饅頭、燕麥、薏仁、冬粉等。

(2) 蔬果類：菠菜、高麗菜、大白菜、花椰菜、地瓜葉、絲瓜、苦瓜、小黃瓜、木瓜、葡萄柚、芭樂、蘋果、草莓、奇異果等。

(3) 魚肉類：白肉、雞肉、鮭魚、秋刀魚、鰻魚。

(4) 蛋奶類：無糖優格、低脂鮮奶、豆漿等。

(5) 堅果類：葵瓜子、芝麻、胡桃、腰果、杏仁等。

2. 中高升糖指數 (>55) 的食物 (低纖高糖、越精緻、越加工、容易消化吸收的食物)；此類食物，糖尿病患者宜盡量避免。

(1). 含糖食物：

包含麥芽糖、紅糖或白砂糖、冰糖、巧克力及冰淇淋類、水果罐頭、碳酸飲料、煉乳、果醬、各式糖果、各式含糖糕點等，宜避免多攝取。

(2). 高糖分水果：

如：荔枝、龍眼、紅棗、甘蔗、葡萄、柿餅等為高糖果類，故糖尿病患者不能攝取過多。

(3). 過於糊軟食物：

如煮成粥的白米飯，因其中的澱粉大部分轉化成糊精，更容易被吸收，食用後，容易使血糖迅速升高。

(4). 高膽固醇食物：

由於糖尿病患者體內的糖分代謝不良時，會引起脂質代謝異常，容易合併高血脂症。所以應該減少食用，如：肥豬肉、豬油、牛油、奶油、

動物內臟等食物。

(5). 酒類：

過度飲用，易使得肝臟糖分自動調節機能受到損害，若空腹飲用容易誘發低血糖，所以使用胰島素的患者需注意。

(6). 黃豆製品：

糖尿病患者對黃豆製品中的蛋白質代謝，可能較容易發生問題，引起**尿素氮**滯留，加重病情變化，因此患有糖尿病合併腎臟疾病者，不宜多攝取。

C. 高血壓患者飲食建議與警惕

　　高血壓患者的飲食建議應以**清淡、低鹽（低鈉）、低脂**為主， 宜蔬菜的攝取比例須多於肉類，由於蔬菜富含膳食纖維，某些食物含有降血壓成分，又可避免便秘，加重高血壓的發生，所以，以下簡單介紹幾項有助於降血壓的食物及水果。

(1). 蔬菜類：如芹菜、韭菜、洋蔥、菠菜、茭白筍、蘆筍、胡蘿蔔、南瓜、黑木耳、白木耳等。

(2). 水果類：如蘋果、桔子、木瓜、芒果、鳳梨、葡萄、火龍果等。

(3). 堅果類：如綠豆、花生、核桃、蓮子心、玉米、蕎麥、向日葵子等。

(4). 水產類：如紫菜、海蜇、海帶、海參、海藻等。

(5). 豆類及奶製品：如豆腐、納豆、脫脂牛奶、鮮奶油、酵母乳、乳酪等。

(6). 肉類：如豬瘦肉、雞、鵝等。

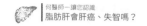
高血壓患者宜減少攝取食物

1. 高熱量 & 高膽固醇食物－易造成肥胖食物：

番薯、炸物、餅乾、蛋糕、內臟類、蝦、蟹黃等。

2. 鹽分高或加工後的食物：

高鹽食物含鈉成分較高，所以容易造成高血壓；尤其醃製類食物含鹽成分較高，如鹹菜、臘肉、醃製菜或罐頭與火腿等食物，含鹽成分較高，多吃容易因水分滯留體內而造成高血壓。

3. 辛辣 & 刺激性食物

大蒜、生薑、芥末、韭菜、辣椒、辣醬、洋蔥、酒、濃茶、濃咖啡等宜減量攝取，此類食物較容易引起便秘症狀，所以，在食用此類辛辣食物後，可能會加重高血壓病狀。

D. 高血脂患者飲食建議與警惕

　　高血脂患者主要因為身體血中總膽固醇過多或三酸甘油脂過高、高密度脂蛋白過低導致而成，建議飲食可遵守「三低一高」－**低熱量、低糖、低膽固醇、高纖維膳食**為主的原則。

　　主食應盡量以五穀雜糧為主，輔以熱量較低的食物－蔬果為主，特別是纖維含量較多的食物，如：綠色蔬菜、糙米等，但因部分水果含糖量較高，如：西瓜、釋迦、甜柿、香瓜等，需盡量避免，至於膽固醇**含量較多**的食物，如：動物內臟、肥肉等，須減少食用。**油類的攝取**選擇最好以植物用油為主，如：橄欖油、苦茶油、芝麻油、葵花油、

芥花油等；**植物性蛋白攝取**以富含大量膳食纖維，低膽固醇為主，如：豆類、堅果類、根莖蔬菜等。

　　注意，還有影響其他元素的飲食，因富含抗氧化維生素，具延緩細胞老化，抑制器官功能衰退的效果，如綠花椰菜、蘆荀、大蒜、洋蔥等食物的攝取；另外，一些富含 Omega-3 脂肪酸食物的攝取，有助於體內膽固醇的代謝，清除血中不好的膽固醇，並保護心臟血管組織，詳細可參閱「**不失記憶的藏庫密碼**」一書；至於紅麴萃取物的攝取，因抑制膽固醇的合成，但紅麴在發酵過程中會產生毒素－橘黴素 (citrinin) 又稱桔黴素，它會引起肝腎毒性，所以有肝腎疾病的患者尤其更需注意食用。以下簡單介紹幾種有助於降血脂食物及水果。

有助於降血脂的食物

(1). **糙米類**：燕麥、大麥、蕎麥等。

(2). **蔬菜類**：花椰菜、胡蘿蔔、地瓜葉、芹菜、苦瓜、小黃瓜、南瓜、茄子、洋蔥、玉米、甘藷、大蒜、番茄、海帶、黑白木耳、綠豆芽、大蒜等高纖維食物。

(3). **豆類及堅果類**：綠豆、大豆、黃豆、胡桃、薏仁、開心果等。

(4). **水果類**：蘋果、香蕉、葡萄、櫻桃、火龍果、橘子、葡萄柚、芭樂、山楂、番茄、奇異果等，以含少許糖份的水果為主。

(5). **魚及肉類**：瘦肉、秋刀魚、鯖魚、鮪魚、鮭魚、鱈魚等深海魚類。

(6). **油類**：橄欖油、苦茶油、芥花油、葵花籽油、大豆油等，以植物性油類為主。

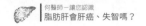

注意高血脂飲食，應盡量避免或少吃

1. 脂肪類食品：

　　因高脂肪類的食物，富含飽和脂肪酸，容易造成血液黏稠，長期下來會破壞血管壁，加速血栓的形成，進而造成血管阻塞，應盡量避免動物性脂肪的攝取，如：動物內臟、豬油、肥肉、燻肉、炸魚、麥當勞食物、動物性油脂等。

2. 高糖類食物：

　　一般糖類攝取，正常會轉化為葡萄糖提供人體的熱能來源，但過多的糖份會轉化為脂肪 (膽固醇、三酸甘油脂) 沉積於血管壁中，因而造成血管慢性阻塞，加重慢性疾病的發生，常見糖類含量較多的飲食，如：番薯、加工過的豆類、蜜餞、餅乾、肉醬、濃湯、蛋糕、麵包、全糖飲料等，宜少吃。

III. 認識微量礦物質和時下保健食品對三高的影響：

A. 比較有影響的微量礦物質

　　a. 鈣 (Calcium)：糖尿病患者由於高血糖、滲透性利尿之故，所以容易使大量鈣從體內排出，導致低血鈣現象，進而造成骨質疏鬆，所以糖尿病患者需要適度補充鈣質，以防止骨質疏鬆的發生；由於，

鈣對胰島 β 細胞也有刺激作用，可促進其分泌胰島素，因此可降低高血糖的風險；另外，也可影響脂質的代謝，並可減輕體重。

b. 鎂 (Magnesium)：由於身體內許多功能是依賴鈣和鎂參與互補作用共同完成的，適量的鎂可維持細胞及組織的健康，及輔助內分泌的正常運作，如：可以促進糖代謝，增強胰島素與胰島素受體的結合力，使葡萄糖隨血中的運送至細胞內，並降低空腹血糖，幫助提升高密度膽固醇的濃度；對高血壓患者也有些許調降效果；也可以幫助血清素合成，因而降低神經敏感，對偏頭痛患者似乎也有減輕之效。

c. 鉻 (Chromium)：是維持體內碳水化合物、蛋白質、及脂質正常代謝所需要的物質，也可促進核酸和蛋白質的合成。適度的補充鉻能降低三酸甘油脂，並提升高密度脂蛋白膽固醇的效果，這可能與鉻具有提升胰島素數目，增強胰島素的敏感性等作用有關。且又能增加活化蛋白激酶活性、抑制乙醯輔酶 A 羧化酶 (acetyl-CoA carboxylase)、提升葡萄糖載體蛋白 (GLUT-4) 的能力，因而，促進葡萄糖吸收，有助於提高糖耐受量，且也為合成葡萄糖耐量因子 (GTF) 的必需元素。

d. 硒 (Selenium)：具有抗氧化作用，可以保護胰島細胞，維持正常內分泌功能，改善糖尿病患者的血糖濃度；因使血中的脂質過氧化物濃度降低，阻止自由基的破壞，維持細胞內的氧化還原平衡，且有維護生物細胞膜功能，也可調解細胞內 DNA 的修復功能，進而延緩衰老；另外，具有消除毒素，改善免疫等功能。

e. 釩 (Vanadium)：與脂肪代謝也有密切關係，可抑制膽固醇的合成，並加強免疫功能；可保護胰島細胞，促進胰島素的分泌及利用，

且可增加胰島素的敏感性，延長胰島素的作用時間，及減少腸道葡萄糖的吸收；促進肝糖的合成，抑制肝糖異生作用，因而降低血糖。

f. 鋅 (Zinc)：人體內含量僅次於鐵的微量礦物質，影響脂質代謝重要因子，可以促進糖尿病人脂質的代謝，減少心血管疾病併發症，參與胰島素合成的輔助因子，也是葡萄糖耐受因子的活性成分，提高胰島素的活性，可調整葡萄糖耐量異常，改善糖尿病人的糖代謝紊亂，它是合成胰島素不可或缺的成分之一；由於可增加膠原蛋白合成，故有增強傷口癒合能力，並有促進免疫調解的正面功能；缺乏時，也會影響生育能力，故又有 " 性礦物質 " 之稱呼。

B. 維生素

a. 維生素 A(Vitamin A、β- 胡蘿蔔素)：兩者均具有抗氧化及清除自由基的能力，胡蘿蔔素是維生素 A 的前驅物，存在於植物內，可以減低胰島素阻抗，降低及預防糖尿病發生的風險，也能預防糖尿病眼疾病變的風險，如：減少視網膜病變及降低白內障的發生。

b. 維生素 B 群 (Vitamin B group)：B 群維生素一般多作為生物反應的輔酶，在糖代謝反應中也參與重要角色，對糖尿病多發性神經炎有一定的輔助治療作用，特別是維生素 B1，B7 及 B12，可以控制患者血糖穩定及延緩糖尿病神經病變的進行。

c. 維生素 C (Vitamin C)：一種抗氧化劑，具有去除有害自由基，降低血液中血漿脂質過氧化物，保護細胞的功效，另有降低總膽固醇、三酸甘油脂，並增加高密度脂蛋白膽固醇，也能緩解微量蛋白尿，並

可預防糖尿病合併神經病變及早期糖尿病性視網膜病變，和預防心血管動脈硬化病變的功能。

　　d. 維生素 D (Vitamin D)：屬固醇類化合物，在陽光充足下，人體自身可合成維生素 D3，在經過肝腎二次的轉換，才能變成活性的維生素 D；近來發現維他命 D，也可發揮類賀爾蒙的效果，維持正常的新陳代謝及改善胰島素抗性效果；可抑制細胞增殖，抑制血管生成，抑制癌症發生；可增加鈣吸收，幫助骨骼牙齒生長發育；若服用過量，可能引起血鈣偏高，導致腎結石發生；嚴重缺乏時，可造成兒童軟骨病。

　　e. 維生素 E (Vitamin E)：是一種天然的脂溶性抗氧化劑，亦為自由基清除劑，具抗老化及抗發炎等功能，假如維生素 E 含量偏低，則罹患糖尿病風險較高，可達到將近 4 倍之多，特別發生於男性；至於，維生素 E 與 β- 胡蘿蔔素兩者併用，則有協同作用，可用於預防糖尿病併發症及預防心血管與腦部疾病的發生。

C. 保健食品

　　a. 納豆激酶：美國有關高血壓雜誌，曾指出高血壓患者服用納豆激酶能讓血壓顯著下降，由於納豆激酶有能抑制血壓升高的酵素，因此對降壓效果有助益。另外，納豆黏液中內含的納豆激酶酵素，具有預防血栓（血管內的血塊）的形成、溶解血栓、溶解纖維蛋白的能力、讓血液流動順暢的作用，可有效預防動脈硬化，腦中風，或老化失智的發生。一般血栓容易在深夜到清晨之間形成，所以建議晚餐吃納豆。

須注意的，納豆激酶怕熱，加熱會破壞納豆激酶活性，最好生食。

b. 輔酶 Q10 (Coenzyme Q10)：主要位於粒線體的內膜上，是身體製造能量過程中不可或缺的輔酶，參與能量的生成，是體內重要的脂質抗氧化劑，能對抗自由基，可防止 DNA 氧化和細胞老化的發生，且可減輕疲勞、改善體能活動，也有改善偏頭痛的效果，研究指出高血壓或心臟病患者服用輔酶 Q10，或許會有少許助益。

c. 深海魚油：由於富含 omega-3 脂肪酸可降低膽固醇與三酸甘油脂，幫助清理血栓和維持血管彈性，延緩血管傷害的輔助功效，是細胞重要的組成成分物質，且有助益活化腦細胞的功效。

d. 膠原蛋白：膠原蛋白是人體內非常重要的蛋白質，主要存在於結締組織中，是皮膚和肌肉的重要支撐物質，占了體內蛋白質的 25%，會隨著年紀老化漸漸流失，但適度的補充卻可預防骨質疏鬆、骨折；也可增加血管彈性度，減低皮膚皺紋，延緩老化。

e. 月見草油：由種子低溫壓榨而得的月見草油，以含亞麻油酸及 γ-次亞麻油酸為主，除了可預防心血管疾病及改善生理痛、或經前症候群，如：潮熱、發紅等症狀，其中所含的 γ- 次亞麻油酸，為多元不飽和脂肪酸，是構成細胞膜的重要成分；能調控人體的循環、免疫、生殖及皮膚系統。適量補充月見草油，除可預防動脈硬化、降低膽固醇也可改善高血壓與糖尿病的神經病變，對於風濕性關節炎及多發性硬化症，改善氣喘、過敏、皮膚乾燥等問題，也有輔助的效果。

f. 紅麴：又稱紅糟，具有膽固醇合成抑制作用，是熟米糠上紅麴菌形成的發酵物，富含紅麴色素、Glucosamine、γ-GABA、Monacolin K、Lecithin 等成分。其中 Monacolin K 和史塔汀 (statin)

類結構相似，是一種還原酶抑制劑，可透過抑制 HMG-Co A 還原酶酵素活性，進而抑制膽固醇合成，同時也可降低壞的低密度脂蛋白 (LDL) 濃度，提升好的高密度脂蛋白 (HDL) 濃度的功能。Glucosamine：是生合成結締組織基質的成分之一，可改善關節退化及恢復軟骨滑液功能；而 γ-GABA 為大腦的化學傳遞物質，可調節大腦的神經傳導，對腦部活化有保健助益，且也具有輔助改善血糖作用；Lecithin 可以增強腦神經代謝，提昇腦力。

g. 大豆異黃酮：是一種植物雌激素，豆類的主要成分，除對更年期症狀改善外，又有降血脂，增加高密度脂蛋白膽固醇的功效，研究證實可能與抑制脂肪氧化的元兇 15-LOX （15- 脂質氧化酵素）有關，可減輕粥狀動脈硬化造成的血管損傷，降低心血管疾病的併發症，且有協助體內鈣質保留防止骨質疏鬆發生的效果。

h. 大蒜精：具抗氧化，抑制血管緊張素轉化酶達降壓效果，抗血小板凝聚、降低高血脂和預防血脂肪堆積效果。因此，可預防動脈粥狀硬化、血栓形成及失智 等疾病的發生。

i. 益生菌 (Probiotics)：主要存在於腸道中，具減敏，調節免疫作用，也參與消化功能－腸躁症，提升幽門螺旋桿菌根除率，改善便秘，改善血脂指數，降低代謝症候群，老化失智等病發生的風險。

j. 薑黃素：由薑黃（Curcuma longa L.）根莖中取得的黃色色素，也含於咖哩食材中，近年來研究顯示，薑黃素具有強抗氧化、抗癌、抗發炎、抗過敏的能力。它不僅能清除不穩定的自由基，還可以加強體內代謝自由基的酵素，也可抑制自由基攻擊細胞內 DNA，預防細胞突變、損傷，達到抗癌的效果。薑黃素還可減少脂肪組織增生、促進

細胞代謝，降低脂肪堆積，降低三酸甘油脂及增加高密度脂蛋白膽固醇的效果；由於抗發炎作用，所以對慢性關節炎的疼痛，也有減輕的效果。美國研究團隊也發現，薑黃素能排除細胞中的 β- 類澱粉蛋白沉積。此外，日本武和美國研究中心均有報告提出，薑黃素具增強記憶力的實驗結果。總而言之，多吃咖哩或用咖哩香料做的料理，說不定是一種預防失智症的選擇。

k. 兒茶素：是一種多酚類物質，研究指出喝綠茶的人罹患失智症的比例較低，綠茶中的兒茶素，在各種茶葉類中含量最高，特別是茶葉中的 EGCG，簡稱益多酚，具有保護、修復神經細胞的作用，且有抗癌及降低脂肪堆積的效果；一般觀察，照射愈多日光的茶葉，其兒茶素含量愈多。

二、日常運動保健

I. 運動改善老化、失智

　　衛生福利部國民健康署提出，**運動不只提升健康還可延緩老化。**對於三高患者而言，運動更有益於控制血糖，減少肥胖，代謝症候群的發生，也能提升心肺功能，甚至可降低心血管疾病的發生，防止憂鬱症及失智症的進展，對骨質疏鬆也有好處，特別強調是從事有氧運動。

　　醫學研究也證實：**運動確實可以延緩老化及失智，哈佛大學研究指出：「運動一小時，延壽一小時」**，如果能保持一定的運動量，可以減緩約 50% 的老化速率，由於運動訓練能有助益於神經修復與生成、及保護神經細胞，可更有利地影響大腦的可塑性，可見運動對健康是重要的。相反的，久坐的生活型態容易造成健康危害，包括壽命縮短，值得注意。

　　所以多活動、多運動則可以提高生活品質，增強智力及延緩失智

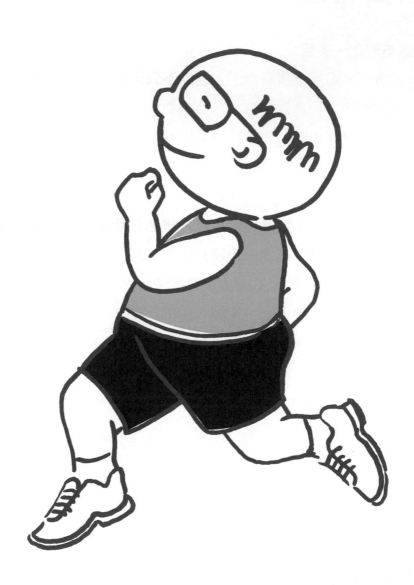

圖十 . 規律適度的運動

II. 運動對脂肪肝的幫助？

由於脂肪肝是由許多因素導所引起，國外曾有研究：若將脂肪肝患者分成二組，一組患者將每天飲食控制在 1,500 卡路里，第二組患者每週運動 3 次，每次 50 分鐘。1 個月後發現，藉由運動來改善脂肪肝的效果比節食來的明顯。那麼，如何利用運動來改善脂肪肝呢？

有氧運動對脂肪肝的改善作用，可能並不是通過直接提高氧化分解肝臟脂肪的能力，而是因為運動減輕了肥胖程度，減少了體內儲存脂肪量，最重要的是降低了血脂肪，從而使肝細胞儲存脂肪量減少。同時，肝臟本身會對脂肪的分解開始起增強作用，運動使能量消耗增加，一方面迫使更多的脂肪分解，加速游離脂肪酸的氧化利用，從而減少游離脂肪酸的含量，另一方面也加速糖分的利用，降低血糖，從而減少糖分向脂肪轉化，減少肝臟內脂肪的合成，所以脂肪肝得以改善。

脂肪肝患者選擇的運動項目應以**中低強度、長時間**的**有氧運動**為主，但最重要的關鍵還是選擇符合自身情況的運動。主要是因為有氧運動是以身體大肌肉群參與，一般**運動強度較低**、比較容易維持其規律性，這類運動也是一種耐力性運動。如：慢跑、游泳、中快速步行（115 ～ 125 步／分鐘）、騎自行車、上下樓梯、爬坡、打羽毛球和跳繩等。但運動項目的選擇因人而異，如：有下肢關節退行性病變的患者，不宜選擇類似慢跑、登梯、爬山等關節活動度較大的運動。

運動實施的頻率以每周 3 ～ 5 天較為合適，具體應根據實施者的肥胖程度、餘暇時間以及對運動的愛好等因素來決定，免得半途而廢。如果運動後疲勞狀態在 1-2 天內就可恢復，此說明此運動量合宜，切

記不可過量，反適得其反。

　　至於何時運動較佳？根據研究，同樣的運動項目和運動強度，在不同的時段減肥效果相差不大。若在防止運動傷害的角度下，何時段較合宜呢？因為下午體溫比上午高，肌肉和關節更加靈活；人的各項體力指標達到峰值，如心跳、血壓調節等，人體氧攝入峰值也在傍晚；此外，在傍晚時，體內激素、酶等調節處在最佳狀態時間，人的各種感覺如視、觸、嗅覺最盛時期；故此時鍛鍊更利健康。因此冬天可以把運動時間安排在下午三點到六點，夏天可以安排在下午四點到晚上七、八點，但也可選擇早上運動－選擇以中強度的運動，強度不用太大，以不影響一整天的工作生活狀態為佳。

III. 運動對三高的影響

A. 運動對糖尿病－血糖控制有什麼好處？

　　糖尿病的發生，大多源於胰島素阻抗，血中胰島素分泌不足或運用不良所致，導因於全身細胞對於胰島素的敏感性降低，使得血液中的葡萄糖無法進入細胞中被利用。另外，由於隨著年紀增長造成胰臟分泌胰島素的量變少，使得血糖無法降低。因此運動是可促進血液中的葡萄糖進入細胞中，降低了血液中的葡萄糖濃度；並提高身體對胰島素的敏感性，進而降低血糖、糖化血色素等，因此也有機會減少藥物服用。長期的臨床研究也指出：適度運動能良好地控制血糖，改善肥胖、胰島素阻抗與降低糖尿病併發症的發生，如末梢血管問題，或神經病變等。

1. 糖尿病運動前的注意事項

　　在執行運動計畫前，最好先注意自己的健康狀況、運動環境等，才能維持有效且持續的運動，否則運動不僅無法達到改善血糖的效果，還可能會造成身體的傷害。

　　糖尿病患者在執行運動前需注意以下事項：

(1) 血糖：當隨機血糖低於 70mg/dL 或是高於 250mg/dL 且尿中有尿酮時；或是高於 300mg/dL 時，運動時須特別注意。

(2) 血壓：安靜狀態下血壓高於 200/110mmHg 時，切忌運動，宜休息或加上藥物處理。

(3) 藥物：為避免糖尿病病人運動後造成低血糖的危險，須正常進食且按時服藥，避免血糖變動太大造成低血糖的風險。

(4) 環境：應選擇安全、有注意或其他人看的到的地方運動，例如：學校操場、公園、健身房、社區中心等。

(5) 鞋：穿著柔軟而合宜腳的鞋，以避免末端腳趾受傷。

2. 糖尿病患者的運動處方

　　要如何提升並訓練運動來調整身體狀況？建議可以根據美國運動醫學會 (ACSM) 公布的運動指引 (Frequency，Intensity，Time，Type，FITT) 來制定計畫，希望在運動過程中找到自己合適的運動頻率、運動強度、時間和種類。然而，已經有運動習慣的人，也可以根據 FITT 指引來評估，以決定自己是否需要調整目前的運動頻率、運動

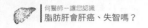

強度、時間和種類是否需要調整。

(1) 運動頻率 (Frequency, F)

　　美國糖尿病醫學會建議每周至少做 2 - 3 天阻力運動 (以任何形式對抗阻力的運動)，加上至少 150 分鐘中等強度有氧運動。由於，一次量的有氧運動可以增加且延長胰島素敏感性的影響時效約 2 天，最好不要間隔超過 2 天沒運動，建議一周可有 5 天運動，且一天以 30 分鐘為佳。

(2) 運動強度 (Intensity, I)

　　運動強度可簡單分為低、中、高三種，須視身體狀況不同而定，如：糖尿病沒有併發症患者，建議可從中等強度開始，然後逐漸加量；至於，中等強度的簡易判斷方法為何？可由運動過程中可順利說話，再慢慢的加重強度達到運動時說話會喘的強度為基準。

(3) 運動時間 (Time, T)

　　運動時間建議在飯後 1 - 2 小時最佳，避免空腹運動，以免造成低血糖的發生。若習慣在早餐前運動者，最好先吃少量的食物，以免發生低血糖。每週建議有 2 - 3 天的阻力運動，讓身體各主要肌肉群重複 8 - 10 次的肌力動作訓練。另外，每週建議做至少有 150 分鐘的中強度有氧運動，可分 5 天完成，一次約 30 分鐘為宜。有趣的事，研究發現每次運動約 10 分鐘，一天累積 3 次，時間累加至 30 分鐘，一樣有助於血糖的控制。

　　但建議每次運動時，要有 5 - 10 分鐘的暖身運動，以避免運動傷害發生。

(4) 運動類型 (Type, T)

　　運動項目可以簡易分為有氧運動和阻力運動及另類的間歇運動模式，有氧運動相較於阻力運動期乳酸產生較少，對於長期血糖控制不佳 (隨機血糖 >250mg/dL) 者，較無高乳酸血症發生的風險。

a. 有氧運動：如走路、快走、騎腳踏車、游泳、爬樓梯、土風舞等。

b. 阻力運動 (促進肌力 / 爆發力，肌肥大，肌耐力)：：如舉重、壺鈴、啞鈴等。

c. 間歇運動：目前研究間歇運動也能有效控制血糖。**什麼是間歇運動？****一般同意**以不同的運動強度做交叉訓練稱之，例如：低強度 - 高強度 - 低強度 - 高強度。棒球、籃球、高爾夫球、槌球、羽球、桌球等球類運動均屬於間歇運動。

　　總括而論，任何運動項目對身體都是有益的，但要有持續性；至於執行哪一種運動，最好先諮詢醫師：選擇合適自己的運動，以避免造成運動傷害及低血糖等情況發生為基準。

B. 運動對血壓的影響有多大？

1. 運動與高血壓的關係

　　高血壓是可以透過飲食習慣改變或藥物治療來調整的。然而，研究也證實經常保持運動具有降低血壓的功效，尤其是患有高血壓者，效果尤其顯著；在 1984 年，Charles Tipton 博這位專家將以往有關運動與高血壓的研究加以整理歸納出下列幾點看法：

(1). 正常血壓的人中，若經常持續運動的、瘦的及體能較好的人，其

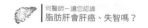

血壓較一般人呈現較低值，約可降低 4~5 毫米汞柱。有研究指出，正常人運動前後血壓測試，發現約 70% 受測者顯示；經常運動訓練者會降低血壓，呈現差異 約可降低 4 至 21 毫米汞柱。

(2). 在高血壓的族群中，發現有經常運動患者，其血壓會比不運動患者為低。

(3). 高血壓患者在訓練前後的血壓比較，約有 75% 的受測者血壓會因運動訓練而下降；年紀愈大的受試者中，血壓的下降會更明顯，血壓的改善約在 4 至 33 毫米汞柱之間。

運動可降低血壓可能導因於以下四種不同因素：

(1). 可能因運動會降低安靜時胰島素的濃度，進而導致腎小管（tubules）對鈉（鹽）的回收率減少，因而降低血壓。

(2). 長期運動訓練的結果，使生理狀況改變，可以降低交感神經對小動脈的影響，而使血管面積增大，促使血壓下降。

(3). 運動會加速血液循環，使毛細血管擴張進而改善血壓。

(4). 當人在面臨壓力，緊張時處於備戰狀態，血管收縮，使血壓上升。透過運動，可以排除緊張壓力，達到心理鎮定效果，進而使血壓下降。

2. 高血壓患者的運動處方

運動學家已證實運動有降低血壓的功效，但不適當的運動可能帶來不良的後果；建議高血壓患者的運動方式，不宜採取過於激烈或勉強的運動，如：伏地挺身，因為這種運動常有時會造成心臟機能超過負荷，血壓容易急速竄升，所以相當危險，假若患者有腦血管硬化，

脆弱的血管恐怕支撐不住血壓的上升，可能會有破裂之憂。最適合的運動強度是「**運動時仍可輕鬆的與別人交談**」；值得注意的，不是運動持續時間越長越好，其效果不會隨時間的延長而直線增加，所以需要視個人身體狀況來調整運動時間，若年紀較大或身體情況較差者，則應降低強度或同時縮短持續時間。因此，一般認為高血壓患者的運動原則應該注意以下幾點：

(1). **評估身體狀況**：先了解自己的體能狀況。

(2). **運動強度**：一般人以為運動強度愈強愈好，要求咬緊牙關，忍耐，拼命訓練較好，這是錯誤的觀念。高血壓患者應避免高強度（重負荷）的運動，例如伏地挺身、舉重過重、短距離的快跑等均不適宜。根據 1983 年 Tiptou 等人的研究指出，高血壓患者的運動量宜以 40％～60％之間的最大氧攝取量的運動量為原則（指一般運動時仍可輕鬆的與別人交談為原則）；如果運動時，發生你的呼吸過於急促，太過激烈，而不能和別人交談，表示氧攝取量不足，應降低運動強度。

(3). **持續時間**：持續時間宜配合運動強度，專家建議以持續三十分鐘左右為原則，可維持至六十分鐘較佳。其中應注意的觀點：並不是持續時間越長越好，其效果不會隨時間的延長而增加。如果時間不是很充裕的人，可選擇稍高強度而持續時間稍短的方式；年齡較大或身體情況較差者，則應降低強度或同時縮短運動持續時間。

(4). **運動次數**：一般每週以三次至五次的運動為宜，每週運動次數太少，若二次以下則效果不大，但也不必一週六至七次或更多，因為研究顯示每天太過頻繁的運動效果，並沒有勝過每週三至五次的運動量。

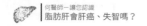
3. 高血壓患者運動前須注意事項

　　高血壓患者若從事規律的運動模式以降低血壓，使身心獲益，若不良的運動模式也可能有危險之慮，以下簡單說明高血壓患者運動時應注意的事項：

(1). 運動前，靜態血壓愈高者，其運動強度可輕度或避免。可鼓勵從低強度開始，例如：先慢步走，再快走，然後再慢跑的方式來實施。有學者認為心縮壓如超過 180 毫米汞柱或心舒壓超過 110 毫米汞柱時，則應避免運動。

(2). 應儘量避免做需要閉氣的運動：如重量訓練：伏地挺身、倒立等運動；要知道，運動時如果閉氣，會減少血液回流，增加胸腔內部的壓力。當閉氣停止後，會有突然增加心搏出量和提高血管周邊阻力的現象，血壓也會因此突然增高，須小心。

(3). 高血壓者運動時不要太過勉強：運動當中如果感覺身體不適，應立即停止，要防止過度疲勞。須注意，有些健身院所規定每次運動量，有時超過負荷，有時感覺如同做「功課」一樣有負擔，反而容易造成緊張或焦慮，這是有害的。

(4). 天氣狀況須注意：高血壓的人，避免太早起床且避免在寒風刺骨的冬天運動，也不可在太悶熱的環境下運動，當然也不可在運動過後，全身仍然很熱的情況下做冷水浴，因為這樣會影響血壓急遽起伏變動，造成不良後果，應儘量避免。

C. 運動對血脂的影響好處多多？

　　根據研究發現，有運動和不運動者對血脂的影響有明顯差異。科學家證實運動及體力活動較多者，高密度脂蛋白，好的膽固醇的比值均高於不經常運動或活動者，而且冠心病的發生率明顯低於不常運動者。 另外，停經後的女性若持續運動 8 年可降低心血管疾病約 30~40%；男性 40~75 歲者，觀察持續運動 12 年的研究，發現可降低心血管疾病約 18%。其主因可能和運動可以增加高密度脂蛋白濃度和減少低密度脂蛋白濃度有關。

　　目前運動使高密度脂蛋白升高的機制尚不清楚，但大部分學者認為運動可導致組織對胰島素敏感性增加，從而提高脂肪酶的活性，促使高密度脂蛋白增高。另外，運動可增加能量消耗，提高沒運動時的代謝率，也可減少體內脂肪堆積，改善食慾，並降低體重。所以，經常運動或同時改變飲食類型，會明顯降低血清膽固醇、三酸甘油脂，減少冠心病發病的危險因子，降低動脈硬化併發症的發生。

　　因此，高血脂患者加強運動是一種對身體健康積極的保健措施，特別是身體偏胖者，應加強運動鍛鍊以預防肥胖及高血脂的發生。但必須提醒大家注意，運動雖然有百利而無一害，但它並非萬能。近來研究認為，不改變飲食結構，單純依賴運動，並不能顯著降低血脂。如果兩者配合再給予合適的藥物治療，定能有效控制血脂水平。

高血脂患者運動處方

　　已知，高血脂的問題，除了要改變飲食習慣，還須加強運動；運動除能增加好膽固醇－高密度脂蛋白的含量、促進血液循環、改善血

脂代謝，還可保持心臟和血管年輕進而減少心血管疾病的發生，以下提供運動時該注意的調整事項：

1. 運動強度：改善血脂與運動的持續時間較有關與強度較無關。中度以上的運動就可以，不需要太過劇烈，一般，可以心跳速率來調整運動量：200 減去年齡稱為最大心率。

2. 運動時間：每天以運動 30 ～ 60 分鐘為適當，若不足 30 分鐘，只能達到消耗血中的糖分，無法有效降低血脂肪。尤其重要的，運動的習慣須長期維持，否則前幾天只是消耗血中的糖分，須持續到 1 週後，肌肉中的分解脂肪酶活性才會慢慢增加，好的膽固醇才會開始上升，三酸甘油酯也才開始降低，約 1 個月後，壞的膽固醇、總膽固醇也因此下降。

3. 運動類型：最好選擇柔和持續的運動，因這樣改善血脂效果較佳，如：選擇中等度以上有氧運動，不需太劇烈的運動，例如：健走、慢跑、有氧舞蹈、體操、爬樓梯、游泳、騎自行車、乒乓球等。

IV. 規律運動對身體的整體反應及好處：

在長期持續規則的運動，身體狀況會產生相當大的變化，這些變化對身體健康有相當大的影響，以下說明規律運動後的身體生理變化的情形。

一 . 心臟血管系統：

1. 對心臟的影響：在長期規律體能活動後，會影響左心室的厚度，增強收縮力量，使末梢微血管密度增加，並減低末梢的血流阻力，有利於血液循環；在安靜時，心跳雖呈現較低，但每次心輸出量會因運

動產生的效果而增加，因而改善動靜脈血氧差，使氧氣供應更有效率。對心肌缺氧的影響又如何呢？實驗顯示運動可以改變且增加冠狀動脈血流量，並增強微血管與心肌細胞之氧氣交換量。並且，運動訓練可以改變冠狀動脈的血管反應張力，進而改善血流的控制與分布，也可以減少冠狀動脈痙攣。在週邊循環上，由於運動可減少週邊血管阻力，減少心肌氧氣需求，進而降低心臟的工作負荷。

　　2.**對血壓的影響**：體能活動降低血壓的機轉較複雜。"單次的運動"可藉由擴張週邊血管達到立即短時間的降壓效果；"持續規則的運動"則可藉由降低交感神經活性，達到持續降壓的效果，因為降低交感神經活性可減緩腎素及血管張力素系統的反應力、重新調整血管壓力感受器、並促進血管擴張；此外，也可透過提昇胰島素敏感度、改善代謝症候群，調整胰島素的體內濃度，且可減少腎臟鈉鹽再吸收，進而促使血壓下降。

二.呼吸系統：

　　長期運動訓練，整體上，對靜態或動態的肺容積影響不大，但是透過長期參與健康體能活動，可強化肋間肌與橫隔膜肌肉的張力，不易因長期的呼吸作用而疲勞，且可增進每分鐘最大換氣量，使體內氣體的輸送更有效率。

三.骨骼肌肉系統：

　　適度的運動訓練，在骨骼方面，會使骨質密度增加、減少骨折；**在肌肉方面**，若進行阻力運動，會使肌肉纖維面積擴大，促使肌肉肥大、強壯，增加肌肉總量，並且肌肉內的粒腺體體積及數量均會增加，有助於能量代謝的強度；**在肌腱方面**，適當的運動可增加肌腱強度與

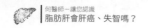

支撐能力；**在關節方面**，有助於關節活動能力，維持柔軟度，並減少關節退化的進行。

四.內分泌系統及新陳代謝：

　　長期規律的運動，對身體內分泌系統有許多正向作用，特別是胰島素－升糖素系統、生長激素、腎上腺皮質素等。

(1).**胰島素**：規律運動會增加體內對碳水化合物的需求，使血糖維持恆定，也可增加胰島素的結合能力、敏感度與利用率，進而改善因年齡增加造成的葡萄糖耐受性不良，有助於血糖的穩定。另外經由運動訓練可增加肌肉肝醣的儲存，也有助益於提供血糖下降時所需能量的碳水化合物。

(2).**生長激素**：因生長激素可促進及調解肌肉蛋白的合成；且能夠激活脂肪酶，促進脂肪氧化分解，進而降低肥胖的發生。假如持續性的有氧運動，在老年人可觀察到生長激素有明顯的提升，可使身體肌肉增加，並且年輕化，端粒也會延長，達到延緩衰老的效果。

(3).**腎上腺皮質素**：運動時會大量分泌，主要作用是可促進身體代謝，例如促進糖原分解(動員儲備能量)，升高血糖，提高運動能力。但在運動過度時，反而會使體內能量儲備被過分消耗，抑制蛋白質合成，而且可能還會抑制身體的免疫機能，須小心。

五.免疫功能的影響：

　　由於長期進行健康運動，會增強身體的免疫功能，免疫白血球的增殖能力也會增強，白血球分泌細胞激素以調節免疫作用的能力也會增進，B淋巴球分泌免疫蛋白以合成抗體的能力也會增進，自然殺手細胞活性也增強，周邊單核細胞溶解活力也會增強約50%；根據研究

得知，中等強度規律運動似乎可減少罹患上呼吸道感染的次數、或縮短每次上呼吸道感染的天數；值得注意的，假如過度的運動反而對免疫系統有負面影響，過度訓練或剛參加過馬拉松大賽的運動員，其感染的次數及持續天數均較平時多，因此運動量與免疫能力的關係，似乎呈現「倒 U 型」。

六. 身體組成的影響：

　　有關體能活動與身體脂肪整合研究分析，顯示身體脂肪的減少與運動的頻次、每次運動時間長短、先前體脂肪量及每週總能量消耗成正比。有研究發現，持續規律運動老年人，比起其他坐著少運動的同年齡者，在整體而言，除了有較少的體脂肪囤積外，且有較少中心性脂肪堆積，確實對身體組成和反應有實質好處。

七. 對血脂及脂蛋白的影響：

　　發現經規律訓練的運動員其高密度脂蛋白膽固醇 (HDL) 量，似乎比同年齡健康不運動的受測者一般高出約 20~30%。另外，隨機對照研究顯示，中等強度的運動同樣可以達到較強烈運動增加高密度膽固醇一好的膽固醇的效果，有研究指出即使單一次的體能活動也可使血脂改善的效果持續數天，由於運動訓練可增進脂蛋白脂肪分解酶活性，可將血液中的膽固醇移除，降低三酸甘油脂，總膽固醇會下降，高密度脂蛋白會上升，低密度脂蛋白也會有些微減少。

八. 對血管栓塞的影響：

　　耐力型運動訓練可促進血塊酵素性的溶解，減少血小板的附著與聚集（預防血塊形成），因此，降低血管栓塞的危險，也可降低腦中風，失智的風險。

V. 運動對端粒、粒線體、老化的影響

A. 運動對端粒的影響？

　　何謂**端粒**？端粒可認為是染色體上的保護套，它的縮短與延長決定了老化的快慢－ 2009 年 3 位諾貝爾得主共同提出的研究理論。細胞內的染色體 - 是負責攜帶人體遺傳訊息的物質，在細胞分裂的過程中，染色體會複製，其末端上的端粒，就像「保護套」一樣，能夠確保染色體的完整性。然而，每次細胞分裂染色體上的保護套 - 端粒就逐漸耗損、縮短。當端粒短到不能再短時，也就是染色體無法再行複製的時候，此時細胞就會停止分裂，進入老化、凋亡、死亡。所以愈年輕的細胞端粒愈長，人逐漸衰老時，端粒就越來越短，最後進入老衰、死亡，它也是一種判別壽命長短的指標。

　　根據美國期刊《Science Advances》對於耐力運動與**細胞端粒**轉錄關係的研究指出，定期定量地實行耐力運動訓練，不僅可以讓人體中的細胞與 DNA 維持健康，而且可使外貌保持年輕的光彩。實驗也發現，運動能夠促進細胞中的核內呼吸因子 1 （nuclear respiratory factor 1，NRF-1）的增強，進而阻止細胞中的端粒 (Telomere) 縮短，所以證據顯示，確實運動是延緩衰老的重要因素之一。另外，學者也提出研究佐證說明「**習慣做運動能夠調解、延緩免疫系統退化**」，由於運動可以增強人體抗氧化能力，也會增加體內的抗氧化酶，簡單來說就是「抗發炎」，因為自由基的增加，發炎的反應也增加，因而促進老化的加速、免疫力下降，所以運動是可以減緩老化及增加免疫力，預防疾病的發生。

B. 運動對粒線體的影響？

何謂粒線體？其主要功用是提供**細胞能量**，所以俗稱**細胞的發電站**，幾乎所有能量都是由粒線體內氧化磷酸化 (OXPHOS) 反應合成 ATP(腺嘌呤核苷三磷酸) 而來。而隨著年齡的增長，粒線體數目及質量逐漸降低及減少，其產生能量的能力也相對降低；或當粒線體功能發生異常時，可能造成細胞的老化或類似癌症、發炎反應等疾病的發生。

研究顯示，平常有運動習慣的壯年人、年長者，只要一停止運動 10 天，大腦海馬迴等區域血流就會明顯減少；所以，運動與改善記憶力與其他思維能力有相當大的關連性，其主因可能是運動可刺激一種共同因子 (cofactor) 叫做 PGC-1a（peroxisome proliferator-activated receptor-gamma coactivator-1 alpha），及核內呼吸因子 (nuclear respiratory factor-1，NRF-1) 等重要轉錄因子，這些因子卻可調整粒線體的合成。在研究當中發現，進行間歇訓練的年輕志願者顯示粒線體數量增加了 49%，在老年人上卻增加了 69%。所以該研究說明運動確實在減緩細胞老化中起了關鍵的作用。

根據美國研究 - 蛋白質體學核醣核酸 RNA 定序的數據分析一指出，運動能促使細胞製造更多粒線體與誘發更多肌肉年輕化相關 RNA 基因的產生，也會促進及保留體內相當數量的粒線體；證據得知，多運動發現有保護神經的作用，且由於運動造成適當的粒線體數量增加，因而可降低許多神經退化性疾病的發生的機會，例如：降低巴金森式症的患者的發生等。

第 **5** 章

脂肪肝與代謝症候群
的中西醫藥物

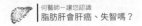

　　本章節針對西醫藥物及中醫藥觀點來述說肥胖及三高的控制與療法，簡單說明如下。

一、西醫藥物治療

I. 目前用於治療脂肪肝藥物

A. 水飛薊素 (Silymarin 或 Silibinin)：是一種抗氧化劑，含有黃酮類物質，可以穩定肝細胞膜，增強肝代謝能力，具有保護肝臟能力。

適應症：廣泛用於酒精性肝炎、急、慢性肝炎、早期肝硬化、中毒性肝損傷等，抗輻射及降血脂。

注意事項：服藥期間忌油膩生冷。

B. 他汀類藥物 (Statin)：是 HMG-CoA 還原酶抑制劑。

適應症：用於治療高脂血症。

注意事項：本品副作用一般輕微，為一時性。可見腹痛、便秘、胃腸脹氣，肌肉痠痛，極少見疲乏無力，頭痛。

C. 多烯磷脂醯膽鹼膠囊 (Polyene Phosphatidylcholine Capsules)

適應症：改善中毒性肝損傷（如藥物、毒物、化學物質和酒精引起的肝損傷等）以及脂肪肝和急慢性肝炎、肝硬化。

注意事項：在大劑量服用時偶爾會出現胃腸道紊亂。

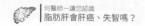

II. 代謝症候群的藥物

A. 肥胖、減重相關藥物

　　針對國人的定義 BMI 值介於 27 和 30 之間為輕度肥胖，而肥胖與代謝症候群的患者有很大的關係，且會提高心血管疾病風險。目前國內核准的減重藥物，以可降低食慾、抑制脂肪吸收為主，但想減輕體重不能光吃減肥藥物或是偏方，仍須搭配良好的運動習慣與均衡健康飲食才是。

　　以下兩種為國內合法的減重藥物，簡單介紹：

(1) 羅氏鮮 (Xenical；Orlistat)：為胰脂酶抑制劑 (pancreatic lipase inhibitor)，一般脂肪吸收需要經由胰脂酶分解成較小的脂肪顆粒後才能被人體吸收；因此，抑制胰脂酶能阻止食物中的脂肪分解，進而減少脂肪的吸收，加速脂肪由腸道排出體外。所以本品主要是可抑制小腸對脂肪的吸收，約可降低 30% 左右的小腸吸收。因透過降低脂肪的總吸收量，降低你的總熱量的攝取，藉此達到降低體重的效果。

(2) 沛麗婷 (Belviq) 是血清素致效劑 (serotonin agonist)，可調控大腦神經元來降低食慾，也可降低血壓及低密度膽固醇的效益；主要作用於下視丘前黑皮素原神經元 (pro-opiomelanocortin， POMC) 上的 5-HT2C 受器上，進而刺激分泌 a-MSH (melanocyte stimulating hormone) 及可卡因安非他命調節轉錄素 (cocaine-amphetamine regulated transcript， CART) 兩種物質，這兩個物質會進一步活化位在下視丘腦室周圍神經核 (paraventricular nucleus) 的食慾抑制中樞，達到抑制食慾的效果；建議使用於肥胖 (BMI 超過 30) 或過重 (BMI 超過 27) 且伴有體重相關疾病 (罹患三高) 的成年人；若有肝腎功能嚴

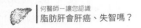
重不良及罹患身心疾病患者，不建議合併使用，須慎用。

B. 糖尿病藥物控制

(1) 促進胰島素分泌藥物

a. 磺醯尿素類 (Sulfonylureas，SU)

　　磺醯尿素的藥物主要作用在刺激胰臟 β 細胞分泌更多的胰島素，且降低肝臟產生葡萄糖的能力，常見的磺醯尿素的藥物包括：優爾康 (Euglucon)、泌樂得 (Glidiab)、特泌胰 (Diabinese)、岱密克龍 (Diamicron)、糖瑞平 (Glurenorm)、瑪爾胰 (Amaryl) 等。須注意低血糖副作用及體重增加的發生。平均降低 HbA1c 約 0.8-2.0% 的效果。

b. 安息香酸衍生物 (Meglitinide 類似物)

　　刺激胰臟 β 細胞分泌更多的胰島素，其化學結構和接受體與磺醯尿素類藥物不同，但效果相似；能夠快速、短效刺激胰島素分泌；至於，不適合使用 Sulfonylureas 病人，可用此藥代替。其副作用為低血糖、體重增加、腸胃不適，發生低血糖的機會較 Sulfonylurea 低。如：諾和隆 (NovoNorm)、使糖立釋 (Starlix)。平均降低 HbA1c 約 0.5-2.0% 的效果。

(2) 胰島素增敏劑

a. 雙胍類 (Biguanide)

　　目前使用的藥物為 Metformin，主要作用為減少肝臟葡萄糖生成與降低葡萄糖從腸道吸收，促進肌肉與肝臟等組織對胰島

素的敏感性，但不會加強刺激胰島素分泌，具胰島素正常功能分泌者優先使用，尤其對體型肥胖者。如：美治寧 (Melbin)、庫魯化 (Glucophage)、泌樂寬 (Glibudon)。平均降低 HbA1c 約 1.0-2.0% 的效果。須注意乳酸中毒的副作用；腎功能不良者須慎用。

b. 噻唑烷二酮類 (Thiazolidinedione,TZD)

作用機轉為活化 PPAR-γ，主要作用是降低周邊組織與肝臟細胞對胰島素的阻抗性，增加胰島素的敏感性，增加脂肪細胞攝取游離脂肪酸及增加骨骼肌攝取葡萄糖，可降低空腹血糖，不會增加胰島素分泌，但容易產生水腫及體重增加，平均降低 HbA1c 約 1.0-2.0% 的效果。如：梵帝雅 (Avandia)、愛妥糖 (Actos)。

(3) 葡萄糖甘酶抑制劑 (a-Glucosidase inhibitor，阿爾發 (a) 葡萄糖酶抑制劑)

又稱為飯後高血糖調節劑，主要作用刺激為阻止雙醣類分解成腸道可吸收的單醣類，減緩醣類在小腸吸收的速度，不會刺激胰島素的分泌，較不會有低血糖的風險，也不會引起肥胖；主要是降低飯後血糖，需飯前服用此藥物，平均降低 HbA1c 約 0.5-1.0% 的效果，副作用：脹氣、腹瀉。腎功能不良者，腎絲球過濾率 (eGFR) < 25ml/ 分鐘，忌之，如：醣祿 (Glucobay)。

(4) 雙基胜肽酶抑制劑 (Dipeptidyl peptidase 4 inhibitor, DPP-4 inhibitor)

是一種腸泌素 (incretins) 增強劑類的藥物，其原理為增加釋放的腸泌激素的水平（胰高血糖素樣多肽 -1（GLP-1）和葡萄糖依賴性促胰島素多肽（GIP）），這兩種胜肽類荷爾蒙有促進胰島素分泌作用，

又可抑制升糖素 (glucagon) 分泌；DPP-4 抑制劑則藉由減少內生性 GLP-1 和 GIP 被分解破壞，而延長 GLP-1 和 GIP 的作用時間，並促使增加胰島素分泌，升糖素下降，降低飯後血糖，單獨使用較不會發生低血糖，對體重也沒有增加的影響。平均降低 HbA1c 約 0.7-1.4% 的效果。副作用：感冒症狀、視力模糊、嗜睡等症狀。

(5) **葡萄糖轉運蛋白抑制劑** (Sodium-Glucose Cotransporter 2 Inhibitor, SGLT-2 抑制劑)

SGLT-2 抑制劑主要是抑制腎近曲小管對葡萄糖約 90% 的再吸收，其作用機轉與胰島素無關、對體重減輕有益、可幫助降低血壓約 3 毫米汞柱左右、較無低血糖之副作用，腎功能異常 (腎絲球過濾率) 小於 60 者不建議使用，大於 65 歲腎損傷的病人須注意，若嚴重腎臟損傷和透析病患為之禁忌。

C. 高血壓藥物控制

(1) **利尿劑** (Diuretics)，特別須注意電解質平衡，種類如下：

a. 利尿劑：適用於高血壓或合併有心臟衰竭、老年人單獨收縮性高血壓及腦中風高血壓等，如 thiazides 類。

b. 環利尿劑：可用於治療高血壓合併急性肺水腫、心臟衰竭、或腎功能不良，血清肌酸酐大於 2.5mg/dl，如 furosemide 類

c. 保鉀型利尿劑：可適用於難控制的高血壓，鉀離子太高者，須慎用，不可用於腎衰竭、年老體弱、糖尿病患者及腎功能不良，或是長期使用類固醇的病人，如 : spironolactone。

(2) **乙型阻斷劑** (β-Blocker)：對緊張性病人特別有效，適用於冠狀動脈疾病、高血壓合併心房頻脈心律不整、偏頭痛、甲狀腺亢進，但使用後容易發生陽痿或心博過慢現象，老人使用須小心。

　　a. 非選擇性乙型阻斷劑：心臟衰竭、氣喘者需慎用，心律錠 (propranolol)。

　　b. 選擇性 β1 乙型阻斷劑 :atenolol。

　　c. 血管擴張性乙型阻斷劑 :carvediol

(3) **甲型阻斷劑** (α-Blocker)：較不會影響性功能障礙，兼具降壓及改善良性攝護腺肥大症的排尿困難，但須注意姿勢性低血壓的發生。

(4)ACE **抑　制　劑** (Angiotensin converting enzyme inhibitor，ACEI)：適用於心肌梗塞、冠心病人、中風復發預防病人、心臟衰竭、或合併有糖尿病 (蛋白尿) 或非糖尿病輕微腎功能不良者，但要注意鉀離子偏高的病人，須慎用，但常有乾咳的不良反應。

(5) **血管張力素 II 受體拮抗劑** (Angiotensin-receptor blocker，ARB)：特性與 ACE 抑制劑雷同，有些許保護腎功能的效果，一般比較不會引起咳嗽反應，但要注意腎功能不良和鉀離子偏高的病人，須慎用；但有些患者的藥物反應，會引起腹瀉。

(6) **鈣離子阻斷劑**：適合任何年齡層，耐受性也好，老年單獨收縮性高血壓及心臟病效果不錯，主要降壓效果強且快、安全性高，副作用：有些病人會引起下肢水腫和便秘的不良反應。

(7) **直接血管擴張劑**：是直接血管擴張劑 (hydralazine)，為短效非選擇性血管擴張劑，可用於治療高血壓，但因容易引起交感神經反射作用而心跳變快，所以心跳過快者較不適用。有紅斑性狼瘡病人禁用；

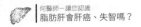
有時也可能造成周邊神經炎，可用維生素 B6 治療。

(8) **交感神經抑制劑**：也有些許降壓效果，如利血平 (reserpine) 藥物，但不是首選用藥。

D. 高血脂藥物控制

依據中華民國血脂暨動脈硬化學會，及台灣高風險病人血脂異常臨床治療指引：

A. 一般高血脂的控制要求：

(1) 高膽固醇血症：總膽固醇≧ 200 mg/dL 合併總膽固醇 / 高密度脂蛋白≧ 5 或高密度脂蛋白膽固醇＜ 40 mg/dL。

(2) 高三酸甘油脂血症：三酸甘油脂≧ 200 mg/dL。

(3) 混和型高脂血症：總膽固醇≧ 200 mg/dL 且三酸甘油脂≧ 200 mg/dL。

B. 合併有其他疾病的高血脂控制要求：

(1) 「糖尿病」：低密度膽固醇＜ 100 mg/dL。

(2) 「缺血性腦中風或暫時性腦部缺氧」：低密度膽固醇＜ 100 mg/dL。

(3) 「急性冠心症候群＆穩定冠狀動脈疾病」：低密度膽固醇＜ 70 mg/dL。

(4) 「糖尿病＋心血管疾病」：低密度膽固醇＜ 70 mg/dL。

(5) 「糖尿病＋急性冠心症」：低密度膽固醇＜ 55 mg/dL，可以考慮。

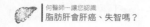
(6)「慢性腎臟病 (Stage 3a-5, 腎絲球過濾率 < 60 mL/min/1.73m2)」：低密度膽固醇 > 100 mg/dL 時，開始治療。

(7)「家族性高膽固醇血症」：(1) 小孩：< 135 mg/dL (2) 成人：< 100 mg/dL (3) 有心血管疾病：< 70 mg/dL。

降血脂基本用藥如下：

(1) **史塔汀 (Statin)**：具有多樣性功能，主要作用機轉為抑制膽固醇合成，具有增加低密度脂蛋白 (LDL) 分解和減低低密度脂蛋白及三酸甘油脂的效果，且可升高高密度脂蛋白 (HDL) 濃度。

(2) **膽酸結合樹脂 (Bile-acid resins)**：一般而言，不是用於第一線的降血脂藥物，可降低膽固醇於腸胃道的吸收，具增加低密度脂蛋白的分解作用，進而降低體內膽固醇的功效；副作用：腹脹、便秘。

(3) **菸鹼酸 (Nicotinic acid)**：具降低低密度脂蛋白以及三酸甘油脂，增加高密度脂蛋白的濃度的功效，可使用於高血脂併有高的低密度脂蛋白，或高三酸甘油脂的病人；副作用：搔癢、皮膚潮紅。

(4) **纖維酸鹽衍生物 (Fibrates)**：是活化肝臟內 PPAR-α 或 PPPR-γ 或 PPAR-δ，一種核組蛋白因子，可以增加極低密度脂蛋白清除率以及減少極低密度脂蛋白合成，主要用於降低三酸甘油脂；也可降低低密度脂蛋白和總膽固醇，升高高密度脂蛋白的濃度，但效果不太好；副作用：

腸胃不適、頭暈、皮疹。

(5) **膽固醇吸收抑制劑**：(Ezetimibe (Ezetrol ® 怡妥錠))，抑制膽固醇穿過腸道障壁以抑制膽固醇吸收，並增加血液中膽固醇的清除，減少肝臟中膽固醇的儲存，同時，因可使細胞表面 LDL 受體增加，進而增強 LDL 進入細胞內，以減少血中 LDL 濃度，可有效降低低密度脂蛋白約 17%。可與纖維酸 (fibrates) 類藥物合併使用，效果更好，尤其對於低密度脂蛋白膽固醇及三酸甘油脂升高的患者，尤佳；，另外和史他汀類 (Statin) 藥品併用，也可有效降低低密度脂蛋白膽固醇。其常見副作用有腹痛、腹瀉、脹氣等，應注意肝功能指數及肌肉痠痛的評估。若有中重度肝功能不全及膽道阻塞者，則不建議使用。

二、脂肪肝、代謝症候群 (三高) 的中醫觀點與藥物治療

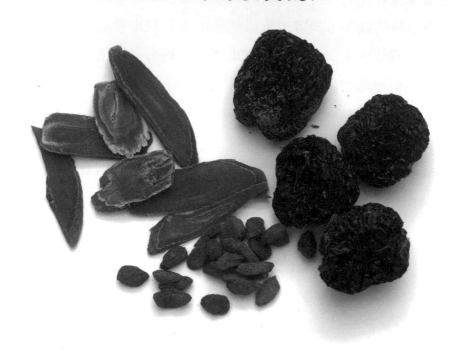

I. 脂肪肝中醫觀點

　　脂肪肝在中醫的觀點，可以從「痰、瘀」談起。由於長期食用高膽固醇、高糖飲食導致肥胖，脂肪肝也接著發生；此患者多為氣虛體質，由於氣血循環不足，在體內容易生「痰」；再加上氣滯，便會出現「痰瘀」現象，所以有人曾說，肥人多痰濕，若過度飲酒更容易導致濕熱下注。所以當「痰、瘀、濕、積」發生時，也就容易形成脂肪肝；其症型可分類如下。

1. **肝鬱氣滯型**：由於壓力過大，暴飲暴食、常吃宵夜所致。

臨床症狀：右上腹脹悶，胸脅脹痛、胃脘悶脹、噁心、失眠。

治療方向：疏肝理氣為主。

調理中藥：柴胡、黃芩、白芍、枳殼、香附、甘草、半夏、茯苓為主。

2. **肝膽濕熱型**：喜吃辛辣刺激食物、過度飲酒或愛吃冰品及生冷食物，久而久之，形成濕熱體質。

臨床症狀：右上腹脹痛、脘悶、口苦倦怠、易怒、小便呈現黃色、大便黏滯排不乾淨。

治療方向：清熱利濕為主。

調理中藥：梔子、黃連、茵陳蒿、車前子、澤瀉、半夏、茯苓、薏苡仁為主。

3. **脾虛濕盛型**：常因飲食不節制，愛吃冰品，或過度節食快速減重，或思慮過多傷脾胃，脾運化水濕功能失調，導致痰濕體內聚集，進而化生為痰濁，影響血液循環，久之，產生瘀阻，甚至出現肝功能異常升高的現象。

臨床症狀：上腹不適、疲倦無力、餐後腹部脹氣，或消化不良、或胸悶、噁心、容易浮腫發胖、大便稀軟或不成形。

治療方向：健脾利濕為主。

調理中藥：蒼朮、白朮、黃耆、黨參、山楂、陳皮、半夏、厚朴、茯苓為主。

II. 代謝症候群的中醫觀點

代謝症候群，中醫認為主要病變以臟腑當中的肝、脾、腎三臟，受損引起，導致代謝功能失衡而出現痰、濕、瘀、濁等現象，一般導致痰濕瘀濁的原因包括：飲食習慣、生活作息、適度運動、情緒起伏等，其中以飲食不節制及缺乏運動為主要原因，而部分是與年齡及遺傳相關，也都是代謝症候群的主要病機。

由於病程的進展，其施治原則可概略分為三個階段，由早期的鬱、熱階段，應施以清熱解鬱；中期階段，除了臟腑受損、氣血功能呈現不足的虛症，更有痰、瘀、濁等證的標實，治療自當標本兼顧；進入後期階段，應以補虛為本，輔以活血、化瘀、通絡。

因此代謝症候群的發生應可針對 "鬱、熱、虛、損" 四個原則說明，並加以辯證論治。

1. 肝鬱脾虛型：飲食或情志因素，以至於肝失調達，造成肝氣鬱滯；若嗜食肥甘、厚味飲食，脾失健運；由於肝脾互相影響，終致肝鬱脾虛。在治療上可選用柴胡疏肝散加味、逍遙散等。

2. 痰濕壅盛型：由於飲食不節制，津液運化失調，導致痰濕凝聚，出現痰熱互結，因此容易有消渴、中風等證。治療上可選用參苓白朮散、半夏白朮天麻湯加味等。

3. 痰瘀阻絡型：過食膏粱厚味或生活不規律，以致肝脾失調。久之則痰濕愈重，若加上，形體漸胖，久之則氣虛，氣虛既可聚飲生痰，甚至聚血成瘀，使痰與瘀相兼為病。若痰瘀互結，將使臟腑功能失調、百病叢生。本證型表現較為複雜，治療上可選用血府逐瘀湯為主，佐以加味二陳湯化痰，以達去瘀通絡之效。

4. **陰陽兩虛型**：此證型屬於代謝症候群的病程後期，病機較為複雜，臨床上可見患者臟腑功能減退，陰陽氣血不足，痰濁瘀血，終致經絡敗損。治療上可選用加味腎氣丸為主，佐以冬蟲夏草、杜仲以滋陰壯陽，或二仙湯加減。

A. 肥胖 -(代謝症候群) 的中醫觀點與藥物治療

中醫認為「肥人多痰濕」，意思是肥胖是水濕濁穢物質凝聚而成，主要由於脾胃的運化功能失常，也就是肥胖形成的主要原因。

所以，肥胖症患者以正氣虛衰，脾胃失調、陽氣虛損為主因，涉及肝腎功能失調，在此基礎上產生痰濁、水濕、氣滯血瘀的一個本虛標實的綜合症。中醫治療肥胖多從益氣健脾、化痰利濕、消食導滯着手。以下是肥胖症常見的中醫證型：

1. **脾虛痰濕型**：一般久坐辦公室者，生活久坐少動，易有此種肥胖病症，中醫認為久坐好靜易傷氣，氣血運行容易不暢，致脾胃功能不良，水穀精微不能充分利用，於是呈現膏脂與水濕，留滯臟腑經絡，而導致肥胖。

中藥治療：以健脾利濕化痰為主，可用香砂六君子與二陳湯加減，防己黃耆湯、參苓白朮散加減治療。

2. **胃熱濕阻型**：胃熱煩燥，容易長青春痘，口乾，口臭，口苦，嘴巴破，易便祕，或易罹患痔瘡。 有些人容易怠惰懶動，口渴，食量大，易飢餓，愛吃冰冷食物，小便黃，舌質紅，舌苔厚黃，有些患者合併有痛風，高血壓，高血脂等病症。

中藥治療：以清熱利濕為主；用防風通聖散加減：疏風解表，通裡清熱；

用麻子仁丸:以潤腸瀉熱,行氣通便;或用大柴胡湯:以和解少陽表邪,
內清腑熱實積;配合所謂的消脂茶加大黃,枳實,丹參,白朮,甘草,
生決明子,玫瑰花,烏梅,何首烏,淡竹葉,甘草,陳皮等。

3.氣滯血瘀型:大多鬆垮無力,全身均勻型肥胖、煩躁易怒,脅肋脹痛,
唇甲青紫,女性月經失調,量少,或閉經,經前易乳房脹痛,大便偏乾,
時腹瀉時便祕,食量不多,吃得少卻容易胖。易失眠多夢,有時易感
到疲倦,四肢無力,甚至頭暈心悸,手腳冰冷。或有些人為了積極減
肥而過度運動,導致體力不支頭暈、想吐、呼吸不暢等症狀。年輕女
性肥胖又合併有月經失調者,或壓力大的上班族,多屬此型。

中藥治療:理氣疏肝為主,可用逍遙散或加味逍遙散,和胃健脾,佐
以玫瑰花、鬱金、丹參,或配合消脂茶 (黃耆,山查,洛神花,茯苓,
炒決明子,玫瑰花,甘草,陳皮,烏梅,何首烏,淡竹葉)。

4.脾腎陽虛型:面澤虛浮白皙,精神疲乏,腰膝痠軟,頭昏眼花,舌
淡胖邊有齒印,腰酸背痛,偶有膝痛,腹脹便溏,頻尿,畏寒肢冷;
吃得少,肌肉缺乏彈性、眼睛乾澀、耳鳴等症狀。

中藥治療:補肝腎或活血化瘀為主,選用何首烏、丹參、草決明等。

B. 糖尿病 -(代謝症候群,三高) 的中醫觀點與藥物治療

糖尿病成因在於血中的血糖過高,中醫又稱「消渴症」,屬於氣
血津液病證,主要由於五臟稟賦脆弱,飲食不節,或加上情志失調,
勞逸過度或外感熱邪等誘因而導致的臟腑虛弱,氣陰兩虛,津液流通
失常的一種疾病。又可分為上、中、下三消之別,常合併肺熱、胃熱、
腎虛等症。以下以三消為觀點介紹辯證論治:

1. **上消者**：口乾舌燥、口渴多飲，大便如常，上消於上、屬肺熱，上焦病也，謂之「上消」，西醫俗稱多渴；可用白虎人參湯，麥門冬湯。

2. **中消者**：多食但容易飢餓，但身體仍日漸消瘦，屬中焦病也，謂之「中消」，西醫俗稱多食；宜用調胃承氣湯，加味瀉心湯。

3. **下消者**：面黑體瘦，小便次數頻繁，飲水一斗，小便一斗，小便色澤偏黃或是濁濁的蛋白尿，有如膏脂，屬腎虛，下焦病也，謂之「下消」，西醫俗稱多尿，宜用腎氣丸、八味地黃丸。

　　在辯證論治上，也可由陰虛內熱，氣陰兩虛觀點出發，隨著病情的嚴重性變化，漸漸出現瘀血阻滯，以致於發生陰陽兩虛等病徵。

1. **陰虛內熱**：多出現於糖尿病的早中期，表現為煩渴多飲，多食善飢，溲赤便秘或咽乾舌燥，舌紅少津苔黃，脈滑數或弦數。宜用滋陰清熱為主。可用一貫煎加味或白虎加人參湯或腎氣丸。

2. **氣陰兩虛**：在糖尿病早中晚期均可見，或併有輕微周邊神經病變，表徵為乏力、氣短、盜汗，口乾舌燥，五心煩熱，大便秘結，腰膝酸軟，動則加重，舌淡或舌紅暗。舌邊有齒痕，苔薄白少津，或少苔，脈細弱。宜益氣養陰。可用生脈散加味、大柴胡湯加減。

3. **血瘀脈絡**：見於糖尿病的中後期表現，合併血管神經病變居多，表徵肢體局部疼痛或刺痛，肢體麻木，肌膚甲錯，口唇紫暗，面部瘀斑，健忘心悸，心煩失眠，舌質變暗、舌下脈絡青紫紆曲，脈弦或沉澀，可用苓桂朮甘湯、或炙甘草湯加減或腎氣丸加減。

4. **陰陽兩虛**：可見於糖尿病晚期合併腎病變，表徵為乏力自汗，形寒肢冷，腰膝酸軟，耳輪焦乾，多飲多尿，尿混濁如膏，或浮腫少尿，舌淡苔白，脈沉細無力。宜培陽育陰。選用金匱腎氣丸、柴苓湯、參

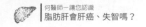
脈湯加減。

以上症狀在臨床上有時不容易分辨釐清，但主以三焦兼顧，三消共治為本。其主要以調理中焦脾胃為基礎。

然而，臨床中醫認為，糖尿病患者的體質多以陰虛為本，燥熱為標；故，建議減少食用此類食物－辛燥傷陰食物，因此食物容易助熱生火。

如：韭菜、蒜苗、辣椒、薑、胡椒、茴香、芹菜、羊肉、鹿肉、滷製品等為辛燥傷陰的食物。

C. 高血壓 (代謝症候群，三高) 的中醫觀點與藥物治療

中醫認為高血壓的病因：七情所傷 (喜怒憂思悲恐驚)，飲食不節制，勞役過度 (體力或腦力過度勞動)，久坐少動 (現代上班人常見狀況，運動量少，氣血不暢、脾胃功能失調)，年紀老衰等，主因皆源由肝腎虛虧等因素所致。

高血壓，最常見包括以下幾種論治：

1. **肝陽上亢**：常見於初期高血壓病人，主要症狀緊張、煩躁、易眩暈、便秘，兼有口乾舌燥等症，脈微弦、主因肝火上亢。

中藥調理方法：平肝潛陽，清熱降火，常用藥方龍膽瀉肝湯為主。

2. **陰虛陽亢**：患者常合併焦慮、失眠，因損傷肝陰、腎陰，導致虛火上亢、燥熱，脈弦數。

中藥調理方法：滋陰為主，常用藥方有天麻鉤藤飲，杞菊地黃丸，腎氣丸，天王補心丹。

3. **肝膽火旺**：多見於熱盛壯碩的病人，性情火爆易怒，久嗜煙酒之人。

症見面紅目赤，頭痛頭暈，胸脅脹滿，口苦咽乾，小便黃，舌紅，苔黃，脈弦數有力，皆由肝膽鬱滯，實火上沖所致。宜泄肝火，養陰滋腎，滋陰涼血。中藥調理可配用杞菊地黃丸加味或龍膽瀉肝湯加味等。

4. 痰濕阻逆：常見脾胃喪失調達功能，運化不暢，久了就形成痰濕、痰濁，這些都是脾虛造成的，最後容易導致血壓升高。

中藥調理方法：健脾化濕為主，常用藥方為溫膽湯，可服用四神湯以健脾胃或加味逍遙散用之。

5. 氣虛血瘀：常見攝食過多油膩食物，代謝不良，血脂肪太高，健忘失眠，經絡阻礙，造成氣滯血瘀，導致高血壓。宜活血化瘀，打通血流，中藥調理方法，可用桂枝茯苓丸加減。

6. 陰陽兩虛：多見於長期高血壓或嚴重動脈硬化合併患者。因勞損太過，後天失養，年老久病而成。症見頭暈頭痛，耳鳴眼花，心悸氣短，身寒肢冷－冷天更甚，肢體痿軟，或尿少浮腫，舌淡白，苔厚白膩，脈沉弱。治宜滋陰補陽，中藥調理可用桂附腎氣丸加女貞子、旱蓮草、天麻、炒杜仲等。

　　總之，中藥治療高血壓主軸以健脾胃，清熱降火，補腎養陰，調理三焦為主。

D. 高血脂（代謝症候群，三高）的中醫觀點與藥物治療

　　高血脂為血液中的脂肪過高，在中醫理論，屬「痰濁」、「瘀血」範疇。

　　針對不同的症候有不同的治療方式；因痰濕是消化不易所導致，所以服用健脾藥方有助於脾胃運行，改善痰濕現象，例如可選用，山

楂、枸杞子、黨參、蒼白朮、茯苓、柴胡、黃耆等藥方補脾益氣。至
於常見於年老的腎精或腎氣虧虛徵兆，使得痰濁瘀血內阻於脈中，則
可佐以何首烏、熟地、枸杞、女貞子等補腎藥材來滋補腎精，促使血
脈充實，脈絡通暢。其他，可用決明子、大黃、薑黃、大蒜、綠茶等
補充之。

　　辨證分型方法很多種，常見以脾虛濕盛型、濕熱內蘊型、肝火熾
盛型、陰虛陽亢型、氣血淤滯型、肝腎陰虛型等分類為主。

(1) **脾虛濕盛型**：症見氣短，胸悶，四肢倦怠乏力，或下肢浮腫，腹脹
食少，大便溏不成形，舌質淡，苔白膩或白滑，脈滑。

(2) **濕熱內蘊型**：症見煩渴口乾，渴而不欲飲，腹大浮腫，便乾或便溏
而有惡臭，舌紅苔黃膩，脈濡數或滑數。

(3) **肝火熾盛型**：症見口苦煩燥，胸脅脹滿，小便黃赤，大便乾燥，舌
紅苔黃，脈弦數。

(4) **陰虛陽亢型**：症見頭暈，耳鳴，失眠、多夢，肢體麻木，口渴，舌
質紅苔黃，脈弦。

(5) **氣血淤滯型**：症見胸脅脹滿、胸痛氣短，腹痛，或痛如刺，痛處固
定，舌質紫暗有淤點或淤斑，脈弦。

(6) **肝腎陰虛型**：常見於年老體邁患者，健忘、失眠、五心煩熱、眩暈、
耳鳴、口乾，腰膝酸軟，肢體麻木，舌紅少苔或無苔，脈細弱。

列舉調節血脂的中藥以供參考，分類如下：

　　降低膽固醇的中藥，如：丹參、明黨參、決明子、首烏、金櫻子、
黃芩、黃連、大黃、澤瀉、郁金、生地、枸杞子、桑葉、柴胡、升麻、
槐花、昆布、靈芝、黃精、女貞子、麻仁、茵陳、蘇子等。

降低三酸甘油脂的中藥，如：西洋參、白朮、熟地、甘草、銀杏葉、白首烏、冬蟲夏草、骨碎補、夜交籐、女貞子、沙苑子等。

降低低密度脂蛋白，如：銀杏葉、虎杖、棗仁、蘇子、松葉、水牛角、五加、絞股藍、苦丁茶、茶葉、月見草、冬蟲夏草等。

防止動脈粥狀硬化，有助益於溶解動脈壁上斑塊的中藥，如：丹參、當歸、赤芍、升麻、澤瀉、土茯苓、忍冬籐、銀柴胡、桑寄生、蒲黃、沒藥、毛冬青、肉蓯蓉、枸杞子、金櫻子、穿心蓮、薤白、刺蒺藜等。

既能降血中膽固醇、三酸甘油脂，又能預防血管動脈粥狀硬化的中藥有：丹參、明黨參、郁金、昆布、升麻、骨碎補、甘草、黃精、女貞子、水蛭、生薑。

對「三高 (高血糖、高血壓、高血脂)」均有作用的中藥，可選擇如下，如：人參、白朮、熟地、桑葉、黃芩、黃連、葛根、大黃、桔梗、白蒺藜、地骨皮、澤瀉、茵陳、玉竹、枸杞子、仙靈脾、靈芝、昆布、三七、大蒜、玉米鬚、懷牛膝、水飛薊等藥物。

第 6 章

提供目前相關老化失智檢測指標與治療

一、端粒長短測定 -
老化或癌症辨識

　　2009 年頒給三位諾貝爾生理醫學獎得主，在細胞老化的貢獻－端粒（telomere），在 1982 年時，Elizabeth Blackburn 和 Jack Szostak 博士，發現染色體末端具有特殊序列的端粒－其作用保持染色體的完整性及控制細胞分裂週期；Carol Greider 博士在生物體內找到能合成端粒特殊序列酵素－端粒酶（telomerase）。

　　拜三位諾貝爾獎得主之賜，我們知道了正常細胞在細胞分裂的過程中其染色體頂端的端粒會不可逆的變短 (如圖十一)

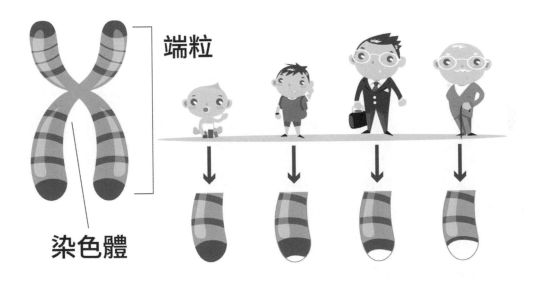

圖十一 . 端粒隨年紀老化而縮短

所以端粒的長度與細胞分裂次數及細胞生命週期的長短有相對的關係，曾經有科學家將端粒比喻成計時的沙漏，細胞每複製一次沙子就漏掉一些，當沙子漏完時細胞的生命也就走到了盡頭。所以當細胞的端粒較長就擁有較多次分裂的機會，與其他端粒較短的細胞相比較，就屬於較年輕的一群。目前學者認為人類的真實生理年齡或可經由測定細胞端粒的長度來得到答案，細胞端粒的長短可說是人類年齡的生物標誌 (Biomarker)。

目前已有許多研究論文發表 - 端粒長短似乎與疾病的發生有關，如：癌症發生時，偵測端粒長度大部分呈現延長；老化或其他相關疾病發生時，如：糖尿病，高血壓、心血管疾病；神經退化性疾病，如：阿茲海默症、巴金森氏症，偵測端粒長度大部分呈現縮短。所以檢測細胞端粒長度，將是我們衡量身體健康狀況以擬定健康加強措施的一個正向指標。藉由測定血液中白血球端粒的長度，可得到人體身體狀態的相對年紀；比如說一個人自出生算起他的年齡是五十歲，而經由白血球中端粒長度測定，顯示得知其年紀約四十歲，這樣子，他若和實際年齡五十歲的人來做比較，他會是屬於比較健康有活力的年輕族群。

目前偵測端粒長度常用的方法包含了以下三種：(1) Terminal Restriction Fragment (TRF) analysis by Southern blot, (2) Fluorescence in Situ Hybridization combined with flow cytometry (flow-FISH), (3) quantitative PCR (qPCR) ，三種方式各有利弊，而其中 TRF 被科學家認定為偵測染色體端粒長度的黃金標準 Gold standard 。

「不管如何，設法延緩端粒的縮短，才是真正能延緩衰老，或預防疾病的發生與進行。」

二、粒線體 DNA 的拷貝數量測定 – 細胞能量

　　人類細胞中的粒線體 (Mitochondria) 具有多種功能，包括了細胞分化、細胞資訊傳遞和細胞凋亡等等，最主要的功用是提供細胞能量，所以俗稱細胞的發電站，幾乎所有能量都是由粒線體內氧化磷酸化 (OXPHOS) 反應合成 ATP(腺嘌呤核苷三磷酸) 而來。當粒線體功能發生異常時，可能造成細胞的老化或一些如癌症或發炎反應等等疾病的產生。

　　一個細胞內至少含有幾拾至數百的粒線體，其數量因個體及組織器官不同而有所差異 (人體內只有紅血球細胞沒有粒線體)。粒線體的數量或形狀，會隨著個體能量的需求，氧化脅迫壓力或其他病理變化而改變，與細胞核的 DNA 相較，粒線體 DNA(mtDNA) 缺乏自身修補的能力，且沒有內子 (introns) 和保護性組蛋白 (histons)，所以 mtDNA 較易受氧化壓力 – 自由基的傷害造成突變的發生，mtDNA 發生突變會造成粒線體生物合成功能改變，進而減少 mtDNA 的數量。

　　在動物實驗室研究中，當 mtDNA 的複製有缺陷時，容易加速老化和減少壽命。在人體的研究上，發現周邊血球粒線體的數量常常與癌症、糖尿病、心血管疾病或氧化壓力有關。有學者持不同看法，因周邊血球粒線體數量的變化常受很多環境因素影響，如：抽菸、喝酒等。由於老化常伴隨高含量自由基的發生，所以粒線體數量也會受破壞呈現下降趨勢。所以有學者認為粒腺體的數量可以作為人體健康或老化與否的指標。也有研究發現，端粒的長度也與周邊血球內的粒線

體數量有關。所以較多的研究結果指出粒線體數目的變化，或許也是身體健康與老化的指標之一。

要如何偵測細胞內粒線體的數量呢？由於，已知單一個粒線體平均含有循環性粒線體 DNA (Mitochondrial DNA, mtDNA) 2~10 組，我們藉由即時定量 PCR（Real-time PCR）的方式計算出細胞核內染色體的 DNA 與粒線體 DNA 的比值（mtDNA copy number），得到相對的周邊血液細胞中粒線體的數量；因此，早期偵測粒線體數量的變化，或許將可以提早預防、延緩老化和疾病的發生。

影響指數下降的疾病：神經退化性疾病，如：阿茲海默症、巴金森氏症；糖尿病、老化、肥胖、癌症、心臟血管疾病、代謝症候群、腎病變、慢性阻塞性肺病、抽菸等。

三、阿茲海默症－失智症相關基因

　　阿茲海默症 (Alzheimer's disease, AD) 是老年性失智症中最常見的疾病，屬於進行性的神經退化疾病，會導致認知能力的快速下降；據統計，年齡 65 歲的人中有 13%，超過 85 歲的更有接近一半 (45%) 的人被診斷出患有阿茲海默症。雖然有許多環境因素或不同的基因被標註會影響阿茲海默症的發生，但目前研究上公認阿茲海默症的發生與 Amyloid-β (Aβ) 蛋白在腦中聚集或堆積有關，而 Aβ 的堆積與清除則與 Apo E 基因有著密不可分的關係。

　　Apolipoprotein E (ApoE) 是一種主要的人類膽固醇載體維繫著血液與腦中脂質的恆定。人類的 Apo E 基因具有多態性 (polymorphism)，兩個單一核苷酸的變異 (rs429358 與 rs7412) 可形成三種等位基因 (alleles: ε2, ε3 及 ε4)、 於是有六種基因型的存在：ε2/ε2, ε2/ε3, ε2/ε4, ε3/ε3, ε3/ε4 及 ε4/ε4。所以人體血液中可能存在著如下表所示 ApoE2(Cys, Cys), ApoE3(Cys, Arg) 或 ApoE4(Arg, Arg) 蛋白質的其中一到兩種、來自父母親的亞型。

基因多態性 (SNP)	rs429358	rs7421
ε2	TGC	TGC
ε3	TGC	CGC
ε4	CGC	CGC

蛋白質 (protein)	胺基酸 112	胺基酸 158
E2	Cys	Cys
E3	Cys	Arg
E4	Arg	Arg

　　單一核苷酸的突變導致了 ApoE 結構與親合力的改變，ApoE3 和 ApoE4 與低密度脂蛋白受體 (low-density lipoprotein receptor, LDLR) 結合的能力是 ApoE2 的 50 倍，所以當基因型是 $\varepsilon2/\varepsilon2$ 時易得高脂蛋白症 (hyperlipoproteinemia)，ApoE4 會先與大的脂蛋白顆粒結合所以會增加高膽固醇血症，動脈粥樣硬化，以及加速端粒 (telomere) 變短的風險。全基因組關聯分析 (genome-wide association studies, GWAS) 研究確定了帶有 $\varepsilon4$ 基因會增加得到晚發型阿茲海默症 (late-onset Alzheimer's disease, LOAD) 的風險，$\varepsilon3/\varepsilon3$(OR 1)，$\varepsilon2/\varepsilon2$, $\varepsilon2/\varepsilon3$ (OR 0.6), $\varepsilon2/\varepsilon4$(OR 2.6), $\varepsilon3/\varepsilon4$(OR 3.2) 及 $\varepsilon4/\varepsilon4$ (OR 14.9)，在臨床上發現具純合子 $\varepsilon4$ 者，約有 91% 的人在 68 歲左右會發生 AD；具雜合子 $\varepsilon4$ 者，約有 47% 在 76 歲發生阿茲海默症；沒帶有 $\varepsilon4$ 基因者，仍有 20% 在 84 歲左右發生阿茲海默症。另外 $\varepsilon4$ 也會增加路易氏失智症的風險 (dementia with Lewy bodies)。檢測出 ApoE 基因型，將可早做預防、遠離失智症邁向健康的未來。

四、中西結合精準醫療治療方向－自體幹細胞的誘導與修復

　　由於老化端粒的縮短及基因的不穩定，容易被誘導發展成癌症或老化的加速進行，所以適度的延長端粒，似乎可以達到預防癌細胞的發生－因此，美國癌症遺傳學家 Ronald A. DePinho 博士與美國分子生物學家 David Sinclair 也表示：藉由端粒酶的功能可以防止 DNA 受損，避免因端粒的縮短造成正常細胞癌化，因此證明適度打開及改變端粒酶的活性，似乎不會增加癌化的風險，且是有益的。所以，激活的端粒酶，可適度的延長端粒，除了可預防腫瘤癌化的形成，甚至可能幫助老化內臟器官功能年輕化，達到改善及治療多種疾病和預防老化的發生；由於，老化與失智發生的機轉相當複雜，非單一因素所能決定和影響的，所以，筆者認為透過精準醫療的基因檢測模式和端粒長短的測定，再藉由中西藥雞尾酒療法－主要藉由誘發增加體內自體幹細胞（包括：體內靜止及非靜止的幹細胞）數目及增強自體幹細胞活性（一般其端粒酶活性較強）以幫助端粒增長，且透過幹細胞本身的轉化能力轉變成其他細胞，如：免疫細胞或其他組織細胞，再因幹細胞具有自然轉移能力，可移行至身體受傷的部位，並在受傷的細胞和組織器官內進行自我修復和保護工作，如：可幫助殺死癌細胞，對抗病毒，使衰老細胞和組織再生等，另外，也可增強其粒腺體 DNA 數量及質量，同時合併抵抗及減低外在因子的刺激及細胞傷害的產生，如：利用其抗氧化特性減少自由基的不良影響，降低體內發炎反應和癌化的發生；藉由以上多種的治療機轉，或許，也可改善脂肪肝病變的進

行 (一般脂肪肝端粒變短)，進一步降低代謝症候群 (一般其端粒是縮
短的) 所引發併發症的風險，而達到延緩疾病進行及治療效果，並且
認為這或許是一項很好延緩衰老及預防癌症發生的治療準則。

　　總之，調整自體幹細胞的質與量－可加強自體修補能力，延長或
延緩端粒縮短，改善及強化體內的細胞能量－如調整粒線體 DNA 的質
與量；在此同時，調整細胞內訊息核醣核酸 (mRNA) 或其他相關基因，
使細胞及組織器官達到年輕化，進而防止脂肪肝病變的進展，及達到
延緩老化與遠離失智發生的目的；甚至，可能也有預防癌症發生的效
果，此一論點，筆者在－**不失記憶的藏庫密碼**－書也曾提出說明。

以下，以簡圖加以說明：

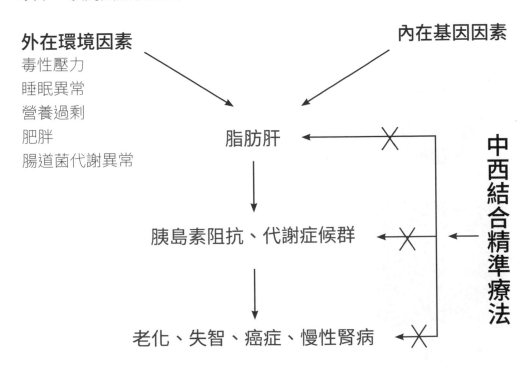

豐群生技健康 90

國家圖書館出版品預行編目資料

脂肪肝會肝癌、失智嗎？／何豐名著． — 初版 — 臺中市：豐群生技
有限公司，2020.2
面；17*23 公分
ISBN 978-986-96772-1-9（平裝）
1. 脂肪肝 2. 失智症 3. 中西醫整合
415.53　　　　　　108023067

脂肪肝會肝癌、失智嗎？

作　者 / 何豐名

美術編輯 / 歐陽幼芬

出　版 / 豐群生技有限公司

406 台中市北屯區進化北路 74 號 2 樓

電話：（04）2233-6295

傳真：（04）2233-6295

經銷代理 白象文化事業有限公司

412 台中市大里區科技路 1 號 8 樓之 2（台中軟體園區）

出版專線：（04）2496-5995 傳真：（04）2496-9901

401 台中市東區和平街 228 巷 44 號（經銷部）

購書專線：（04）2220-8589 傳真：（04）2220-8505

印　刷 / 基盛印刷工場

初版一刷 /2020 年 2 月

定　價 /480 元